上海市闵行区科普项目资助出版

恒牙『下岗』谁接班

主　编　宋亮　余优成

副主编　杨斐　李春春　朱金赞

U0250713

 上海科学技术出版社

图书在版编目（CIP）数据

恒牙"下岗"谁接班 / 宋亮，余优成主编. -- 上海 ：上海科学技术出版社，2025. 3. -- ISBN 978-7-5478-7006-8

Ⅰ. R78-44

中国国家版本馆CIP数据核字第2025A5L965号

恒牙"下岗"谁接班

主编　宋　亮　余优成

上海世纪出版(集团)有限公司

上 海 科 学 技 术 出 版 社　出版、发行

(上海市闵行区号景路 159 弄 A 座 9F‑10F)

邮政编码 201101　www. sstp. cn

上海光扬印务有限公司印刷

开本 889×1194　1/32　印张 5.5

字数：100 千字

2025 年 3 月第 1 版　2025 年 3 月第 1 次印刷

ISBN 978‑7‑5478‑7006‑8/R·3183

定价：68.00 元

编者名单

主　编

宋　亮　复旦大学附属上海市第五人民医院
余优成　复旦大学附属中山医院

主　审

杨青敏　复旦大学附属上海市第五人民医院

副主编

杨　斐　复旦大学附属中山医院
李春春　复旦大学附属上海市第五人民医院
朱金赞　复旦大学附属上海市第五人民医院

编　者

（按姓氏汉语拼音排序）

陈慧娟　复旦大学附属上海市第五人民医院
李　成　上海市静安区牙病防治所
刘柳慧　复旦大学附属上海市第五人民医院

汤海峰　复旦大学附属上海市第五人民医院

王　凤　上海交通大学附属上海市第九人民医院

吴春云　复旦大学附属闵行区中心医院

徐晓明　上海市闵行区牙病防治所

姚　巍　上海市奉贤区牙病防治所

序

在这个追求美好生活的时代，人们对于口腔健康愈发重视。口腔问题跨越全生命周期，无论老人还是孩童，都免不了见一见口腔医生。人们对于口腔健康的追求也不再局限于解决疼痛，开始对口腔功能与唇齿和牙列的美观提出了更高的要求。

不过，牙齿缺失仍旧是重要的口腔问题，其不仅会降低患者基本的咀嚼功能，还对身心健康造成了负面的影响。如今，随着技术的进步，对于缺失的牙齿有多种治疗方法，不仅可选择传统的活动义齿和固定义齿，人们现在还可以选择种植牙。哪一个才是最佳的修复方式呢？为了帮助广大读者更好地了解和选择合适的牙齿缺失的修复方式，来自复旦大学附属上海市第五人民医院、复旦大学附属中山医院等多家单位的口腔医师精心编写了本书，围绕活动义齿修复、固定义齿修复和种植牙修复三大主题，整理并归纳了临床中患者普遍存在的疑惑，并进行了专业且易于理解的讲解。此外，还在本书最后介绍了口腔卫生维护的方法，这对延长修复体的使用寿命和天然牙的健康至关重要。

最后,向所有参与本书编写和出版,齐心为口腔健康科普事业发展做出贡献的编者表示感谢。同时,也希望本书能够为受牙齿缺失困扰的患者保驾护航。

中国工程院院士

2024 年 10 月

前　言

民以食为天，一日三餐是人们最基本的生活需求，而口腔正是完成这项任务的忠实执行者。其中，咀嚼食物由牙齿负责。此外，牙齿还有其他许多功能，如辅助发音、支撑颌面部以维持美观等。但是，若日常生活中使用不合理，或未妥善维护，则可能导致部分或全部牙齿缺失，从而带来很多问题。

首先，牙齿缺失会影响咀嚼功能，导致咀嚼效率降低，如此食物便得不到充分研磨，继而会增加消化道的负担，影响营养摄入。其次，如果不及时修复缺失的牙齿，邻牙和对𬌗牙都会向缺失牙区域倾斜、伸长，带来食物嵌塞、龋齿等问题。此外，缺牙区牙槽骨因不能接受足够的刺激，会逐渐萎缩，影响未来的修复效果。特殊部位的牙齿缺失还会带来其他问题，如前牙缺失会影响美观，影响发音；一侧牙齿长期缺失可造成偏侧咀嚼，导致两侧面部大小不一致，甚至会出现颞下颌关节功能紊乱等问题（出现弹响、疼痛、张口受限等症状）。

调查报告显示，近七成的中老年人存在牙齿缺失，而其中仅四成左右完成了缺失牙的修复或正在修复治疗中。在临床诊疗中,我们发现很多患者对牙齿缺失后的几种修复方式并不是很清楚。其实,对于牙齿缺失,主要有三种修复方式,分别为活动义齿修复、固定义齿修复和种植牙修复,每种修复方式都有其特点。活动义齿包括可摘局部义齿和全口义齿。可摘局部义齿用于个别牙齿缺失的情况,利用天然牙、牙龈和牙槽骨的支持,依靠义齿的相关结构进行固位,用人工牙、树脂等材料恢复缺失牙的形态;全口义齿则用于牙弓上无天然牙或牙根的情况,通过义齿的基托与黏膜的紧密贴合、边缘封闭产生的吸附力和大气压力固位,借助人工牙、树脂等材料恢复缺失牙及周围相关软组织的形态和功能。与活动义齿相反,固定义齿一旦戴上就无法取下,它的结构与桥梁十分相似:与缺失牙相邻的天然牙如同桥墩(基牙),提供固位;代替缺失牙齿的假体好似桥,恢复牙列形态和咀嚼功能。种植牙则被称为"人类的第三副牙齿"。种植牙修复时,使用与人体骨质高度相容的钛制成的类似牙根的金属体,通过外科手术的方法将其植入缺牙区的牙槽骨内,并在其上粘接牙冠以恢复缺牙区形态和功能。这三种修复方式各有特点,患者应根据自身情况选择最适合的修复方案,不应该以"随大流"的心态随意选择。

我们希望更多的患者认识到牙齿缺失后及时修复的重要性,并了解三种修复方法的特点,理性地依据自身条件选择修复方式。为此,我们编写了本书,收集患者常见的疑问,做出科学、客观的解答,并尽力用通俗易懂的文字及图片进行介绍。希望读完本书,您能选出最合适的修复方式,并认真维护您的修复体,使其接好这班岗。

宋　亮　余优成

2024 年 10 月

目 录

第 2 章　固定义齿

▨ 修复步骤

▨ 关于固定义齿,你还会想了解的小问题

第 3 章　种植牙

▨ 简介

关于种植一期手术，你需要了解

▨ 种植一期手术后,你需要了解

▨ 关于种植修复后,您可能想了解

第 4 章　口腔卫生维护

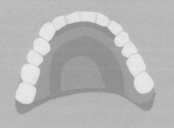

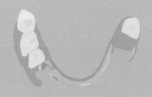

第1章

活动义齿

简　介

1 什么是活动义齿

如果问你什么是活动义齿，也就是人们常说的假牙，相信很多人的脑海里会浮现出一个画面：一个面容苍老的婆婆从口中拿出一副牙齿，告诉你这就是假牙。

与看起来极具科技感的种植牙、不易察觉的固定义齿不同，活动义齿的形态、用途和设计原理一目了然。活动义齿的起源最早可以追溯到3 000多年前，伊特鲁里亚人利用金属丝将用牛牙雕成的假牙固定在牙齿缺失的部位，虽然用料尚显粗糙，但这就是活动义齿的雏形。随着时间的推移，制作活动义齿的材料不断发展。由于口腔菌群的代谢产酸，牙齿或骨头等材料在其中很容易被腐蚀，通常会产生一些让人难以接受的特殊气味，需要经常更换。于是，18世纪时，人们便开始寻找更好的替代材料。陶瓷就是在这一时期被用于制作活动义齿的。陶瓷活动义齿虽然解决了之前的问题，但是又出现了容易碎裂、颜

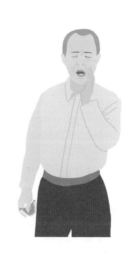

色不自然等新问题。

19世纪,随着工业的发展,一种全新材料——塑料问世了,随后便被尝试应用于假牙的制作。在不断尝试各种材料之后,最终更加安全、稳定的树脂成为目前制作活动义齿的主要材料,并常与可提升强度、减少厚度的金属网结合使用。

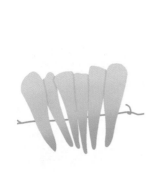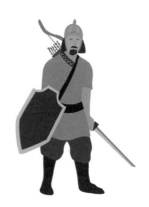

2 活动义齿的分类

活动义齿包括可摘局部义齿和全口义齿。可摘局部义齿是指用人工牙、树脂等材料恢复个别缺失牙及其周围相关组织的形态和功能,并且患者能够自行摘戴的修复体。可摘局部义齿由天然牙、牙龈和牙槽骨提供支持,依靠义齿的相关结构固位。全口义齿则是指借助人工牙、树脂等材料恢复不存在任何牙齿的牙弓及周围相关软组织的形态和功能,并且患者能够自行摘戴的修复体。全口义齿依靠基托与黏膜的紧密贴合及边缘封闭产生的吸附力和大气压力固位。

　　简单来说，如果您的牙弓上还留有天然牙，那您佩戴的就是可摘局部义齿，反之就是全口义齿。

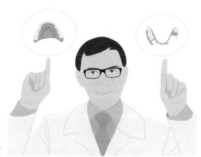

📷 全口义齿与活动义齿

3 可摘局部义齿的构成

　　可摘局部义齿的组成结构包括：支托、固位体、连接体、基托和人工牙。

　　支托是指由金属制成的，放置在天然牙上的，用来支

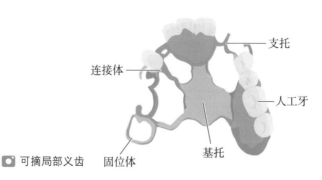

📷 可摘局部义齿

持、稳定义齿,防止义齿向龈方移位并传递咬合力的结构。

固位体是可摘局部义齿用来抵抗脱位力,获得固位、支持和稳定的重要部件。

连接体是将义齿的各部分连接在一起的结构,有利于义齿的固位和稳定,还有传递和分散验力的作用。

基托覆盖缺牙区的牙龈及周围黏膜,相当于"假牙龈",主要作用是供人工牙排列,并承担、传递和分散施加于人工牙上的咬合力。

人工牙是用于替代缺失的天然牙,恢复牙冠形态和咀嚼功能的结构。

简单来说,支托和固位体就好像可摘局部义齿的臂膀,让它能够紧紧抱住天然牙,防止咀嚼和说话等情况使其移动;而连接体和基托相当于可摘局部义齿的身体,与口腔黏膜和天然牙等紧密接触,人工牙附着在基托上,恢复缺失牙区域的形态和功能。

4 全口义齿的构成

由于需要佩戴全口义齿的患者口腔内已经没有天然牙存在,也就没有了支托和固位体的用武之地,所以全口义齿仅由基托和人工牙两部分组成,主要通过基托与黏膜的紧密贴合和边缘封闭产生的吸附力,以及大气压力来形成固位力。

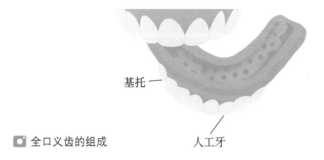

基托—

人工牙

全口义齿的组成

5 活动义齿的优缺点

活动义齿被用来修复缺失牙已经有数百年的历史，并没有太多创新，还是依靠简单的物理原理使其可固定在口腔内。不过活动义齿的使用范围很广，无论您是缺一颗牙、两颗牙，还是已经没有牙齿了，都可以采用这种方法修复。活动义齿的制作也相对简单，制作过程对牙齿创伤较小，甚至没有创伤，不需要大量磨除天然牙组织，也不需要严格的无菌环境。活动义齿还可以自行摘戴，可以被很好地清洁，只要在吃完东西后取下来冲一冲、泡一泡，就可还自己一口干净的假牙。作为初代修复缺失牙的产品，与其他修复方式相比，其价格较为低廉，容易被人们接受。

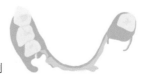

可摘局部义齿示例

当然,作为最经典的修复方式,活动义齿也有一定的局限性。活动义齿的体积相对较大,异物感比较强,所以初戴之时患者会经历不适应的过程,如基托压迫牙龈导致的疼痛,吃东西或讲话时义齿的轻微活动等。其中,由于可摘局部义齿需要依靠天然牙提供固位,戴用时间久了之后义齿可能会导致天然牙松动。此外,活动义齿每天需要被多次摘戴,这是因为活动义齿和黏膜之间有一定的空间,在吃饭或者进食时,这个间隙有时会有食物嵌塞,所以需要及时摘下清洗。

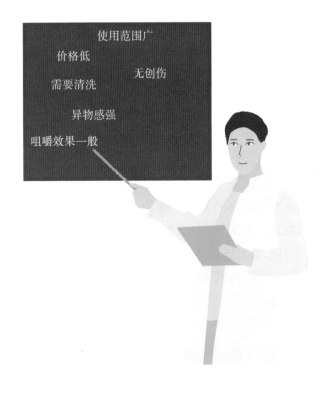

适 用 人 群

1 什么情况适合使用活动义齿

活动义齿的使用范围十分广泛，从单颗牙齿的缺失到多数牙齿的缺失，其还可以修复部分牙齿周围相关软组织、骨质的缺损。活动义齿还可用于拔牙后需要保存空间，或作为过渡义齿。

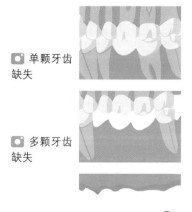

📷 单颗牙齿缺失

📷 多颗牙齿缺失

📷 全口牙齿缺失

2 什么情况不适合使用活动义齿

对于生活不能自理者，如存在精神疾病或癫痫等，由于存在不便摘戴、保管、清洁，甚至误吞义齿等的风险，不适合佩戴活动义齿。另外，对义齿材料过敏者或者无法适应义齿带来的不适感者也不适合采用活动义齿修复。

需要注意的是,如果口腔中存在严重的牙齿或软组织相关疾病,应先控制好它们再行活动义齿修复。

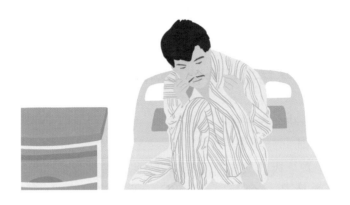

3 有残余牙根能做可摘局部义齿吗

在临床上,我们会遇到一些年长患者,在其口腔中只能看到牙根,牙齿的牙冠已在岁月的洗礼下光荣下岗,只有牙根不离不弃。主观上不能接受或者受限于身体情况,一些患者对于拔除牙根这一有创操作有一定的担心和抗拒,很希望在保留牙根的情况下进行修复。不过,牙根的存在会给义齿制作及后期使用带来许多困难,会影响义齿的稳定,使义齿无法与牙龈均匀贴合、存在一个撬动的支点,并且在咀嚼时可能因局部受力较大而产生压痛。此外,残留的牙根自身状况通常并不稳定,可能会出现感染、疼痛等情况,影响义齿的长期使用。

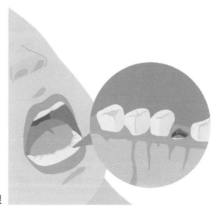

📷 牙冠缺失,只留下牙根

4 什么情况下需要拔除全部牙齿以使用全口义齿

有些患者由于不注重口腔健康,口腔中的牙齿因为各种原因越来越少,因此希望能够"一步到位",把剩余的牙齿全拔了,这样的想法是否可取呢?

实际上,医生会根据剩余牙齿的情况来决定哪些牙齿需要拔除,哪些牙齿可以保留。如果口腔中剩余的牙齿仍然比较牢固,没有太大的松动度且没有其他问题,那么我们通常建议保留牙齿,因为由天然牙带来的固位力通常大于没有天然牙的情况,且患者的使用体验也会更好(与没有天然牙而需要佩戴全口义齿相比)。但是如果口腔中剩余的牙齿本身已经存在一定的问题,且估计预后不佳,无法在口腔中长期存留,那么我们通常建议拔掉这些牙齿。因为使用可摘局部义齿的过程会给口腔中的剩余牙齿带来额外的负担，会加快余留牙齿的损坏，导致可摘局部义齿无法继续使用。如果一定要保留牙齿，既会增加患者就诊的次数，也将增加患者的经济负担。

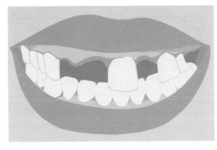

📷 多颗牙齿缺失

修复步骤

1 为什么制作可摘局部义齿时要磨天然牙

为了使可摘局部义齿在口腔中获得较好的固定效果,有时需要在其上添加一些部件,这些部件像鹰爪一样抱住牙齿,因此需要磨掉一部分天然牙来为这个"爪子"提供空间,使其不至于突出牙齿表面从而影响咀嚼。

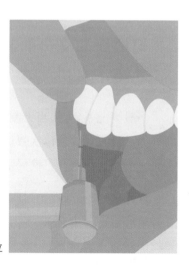

📷 磨除部分天然牙提供固位

有些时候,由于天然牙在口腔中的排列不整齐,或者有较大的倾斜度,如果不进行调整,不仅会影响义齿的摘戴,还会导致食物嵌塞等情况的发生,这时也需要调磨天然牙。

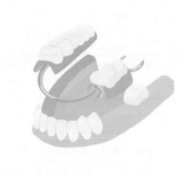

可摘局部义齿修复缺失牙

2 可摘局部义齿的制作需要来医院几次才能完成

一般情况下,无法当天制作完成并佩戴义齿,其中可摘局部义齿需要的就诊次数还通常比其他修复方式的多一些。下面介绍选择可摘局部义齿时的常规就诊流程。

首先,医生需要评估口腔相关情况,判断哪些牙齿没有保留的价值需要拔除,哪些牙齿虽然存在一些问题但是经治疗后可以保留,以及解决其他可能会影响可摘局部义齿制作和使用的相关问题或疾病后,才能正式开始可摘局部义齿的制作。

在经过评估、医患沟通并确定修复方案之后,则开始对余留牙进行必要的调磨,然后通过取印模和灌注模型,将患者口腔中的牙齿和黏膜等情况复制到石膏模型上,再将模型寄到加工厂进行制作。

　　加工厂会根据模型及医生的设计方案进行制作。如果是较为简单的少数牙齿的缺失,通常加工厂可以直接完成最终制作,并将制作完成的义齿寄回医院。患者第二次就诊时即可佩戴自己的假牙。也就是说,不考虑治疗口腔中其他疾病的就诊次数时,最少来医院两次就能完成。如果有多个牙齿缺失,由于义齿相关部件增多,通常加工厂会寄回义齿的"大体框架",医生需要观察这个"框架"与患者口腔是否贴合,即进行试戴。医生将根据试戴情况告知加工厂如何修改,然后完成最后的制作。此种情况下,最少需要来三次才能完成。

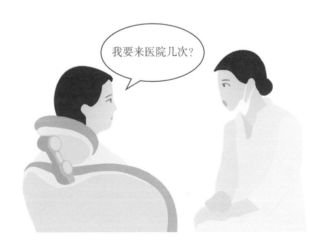

3 全口义齿的制作需要来医院几次才能完成

对于全口牙齿缺失的患者，即口腔中已经没有天然牙的患者，由于送去加工厂的石膏模型无法反映患者的咬合关系及其与面部外形的关系，所以在最终完成之前，患者中途通常需要再来就诊两次。此种情况下，最少需要来医院四次才能完成。

关于活动义齿,你还会想了解的小问题

1 活动义齿能用多久

有些患者可能觉得自己在生活中已经十分注意维护义齿了,可是过了几年义齿就不是很好用了,这是不是因为义齿的质量不佳呢? 实际上,不能得出这个结论。需要说明的是,活动义齿是有使用年限的。

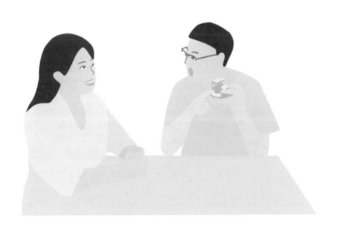

一般来说,一副活动义齿的使用寿命为 3～5 年。原因包括:第一,牙齿缺失处的牙槽骨会随着时间的推移逐渐萎缩,虽然萎缩的速度并不快,但是经年累月之后,牙龈及牙槽骨的形态已与刚佩戴义齿时大不相同,此时义齿常常无法与口腔中的组织很好贴合,造成食物

嵌塞,而且容易脱落;第二,长期摘戴义齿会影响口腔内余留的牙齿及牙龈等,导致如牙齿龋坏、松动等情况的出现,从而降低牙齿提供的固位力,影响患者的使用体验;第三,随着使用时间的延长,义齿表面可能会有一定程度的磨损,加上材料的老化,导致摘戴、咀嚼时效果不佳。

因此,我们建议佩戴义齿的患者定期到医院检查,科学、合理地使用义齿。如您感觉义齿的使用效果不佳,请及时就医,由医生调整义齿,如必要则重新制作义齿。

2　活动义齿的价格

活动义齿的价格相对低廉,是所有缺失牙修复方式中价格最易被接受的一种。不过,根据制作材料,各种活动义齿的价格又有所不同。全部由树脂组成的义齿价格较低,不过由于强度欠佳,需要增加其厚度及体积,导致患者在使用时有较强的异物感。由金属加强的义齿强度较高、不易折断,故可以适当缩小体积,佩戴时异物感不强,而且有良好的温度传导性,可以感受到食物的温度,故其价格比前者高。

不同地区可摘局部义齿的价格也可能不同,大概数百元至几千元不等。不建议患者在选择的时候盲目地选择最贵的,也不建议把价格作为唯一的考虑因素。希望大家根据自身口腔条件,结合医生的建议来做决定。

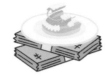 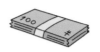

3 佩戴活动义齿能吃硬的东西吗

　　活动义齿提供的咀嚼效率及其固位力与其他的修复方式(如种植牙)相比相对较弱,因此在佩戴活动义齿的初期,还没有完全适应义齿的时候,建议先吃小块、较软的食物,在逐渐适应义齿的咬合方式之后,可以常规进食米饭、蔬菜和肉等。但是仍不建议进食较硬的食物,因为咀嚼较硬食物时义齿可能会在口腔中晃动,会对义齿造成较多磨耗,频繁进食过硬的食物还可能导致义齿折断,还会给口腔中剩余的牙齿、软组织及颌骨带来较大的额外负担,造成牙齿折断、松动,牙龈处出现创伤性溃疡等。总之,频繁进食较硬的食物不但会缩短义齿的使用寿命,

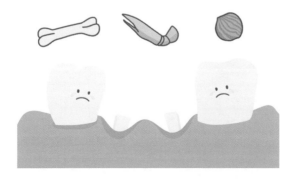

还会损害口腔健康。因此,在进行活动义齿修复之后,应尽量避免进食过硬的食物。

4 活动义齿使用时会有哪些不适

俗话说"鞋子合不合脚,只有穿的人才知道",这句话也适用于活动义齿。根据临床经验,在佩戴活动义齿之初,可能会出现以下常见问题。首先是牙龈疼痛,由于活动义齿无法完全均匀贴合牙龈,在咀嚼的时候,一些凸起的部分会向牙龈传递更多压力,使牙龈被过度压迫而产生疼痛、溃疡等不适。出现这种情况时,应该及时就医,调磨凸起的部分将有益于缓解或解决不适。其次是异物感,由于活动义齿的体积相对来说较大,在刚开始使用的时候可能会带来不适感,还会影响发音。经过一定时间的适应,且在逐步掌握活动义齿的使用技巧后,不适感也会逐渐缓解。

因此,在选择活动义齿修复之前,需要对刚开始可能

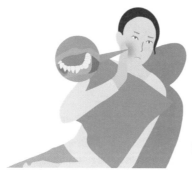

📷 使用活动义齿后出现不适要及时与医生沟通

出现的不适感有一个心理预期。正如鞋子越穿越合脚，义齿同样也需要一个磨合的过程。如果出现不适，要及时与医生沟通以寻求解决方案。

5　活动义齿可以不摘吗

不能一直戴着活动义齿不摘下来，切记定期摘下活动义齿清洗。作为非固定的修复体，为了能在口腔里获得固位力并恢复咀嚼功能，活动义齿的构造不可避免地更加复杂，这些复杂的构造与天然牙和黏膜之间会存在一定的缝隙，在进食后会有少量食物残渣嵌塞其中，如果不及时清洗，这些地方极易滋生细菌，导致原本健康的天然牙龋坏，牙龈等部位出现炎症。在咀嚼食物的过程中，与天然牙一样，活动义齿也存在一定的动度，这也会导致食物嵌塞等情况的出现。

并且由于义齿固位不佳或者夜磨牙等情况的存在，为避免误吞的风险，在睡前也应取下活动义齿并妥善保

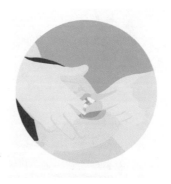

📷 应摘下活动义齿清洗干净后戴上

存。因此,对于活动义齿,不是可以摘也可以不摘,而是必须要摘下来清洗。

6 如何清洗活动义齿

活动义齿在口腔中的时间很长,因此需要做好清理工作,否则就是给细菌提供了一个安营扎寨的大本营,进而影响口腔甚至全身的健康状况。那么该如何清洗活动义齿呢? 第一种方法是在流动的清水下冲洗,并使用软毛牙刷清洁义齿表面。第二种方法是将义齿放在水中,使用专用的清洁片浸泡,然后取出,用软毛牙刷清洁后冲洗。每次进食后都需要使用第一种方法清洗活动义齿,同时还要清洁口腔黏膜。此外,睡觉前也要取下活动义齿清洁,可以选择第一种方法清洁,然后将清洗干净的活

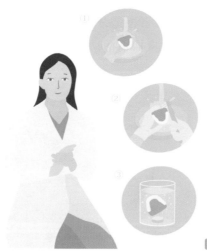

清洗活动义齿的方法

动义齿放在清水中保存;也可以选择第二种方法,睡前将义齿放在含清洁片的液体中。千万不要把活动义齿放在40℃以上的热水、酒精或其他非指定消毒液中浸泡;也不可把义齿长期放置在干燥的环境中,避免义齿变形而无法贴合口腔组织。

7　初戴活动义齿时疼痛怎么办

在开始使用活动义齿的前几个星期,几乎所有人都不可避免地会遇到疼痛的问题。疼痛可能来自天然牙,也可能来自黏膜等;可能和义齿与口腔相关组织不贴合有关,也可能与不适应咀嚼过程中义齿给黏膜或天然牙带来的额外负荷有关。

在疼痛出现后不能抱着熬一熬,过几天疼痛就会缓解的心态忍着疼痛使用。因为疼痛意味着义齿传递到口腔组织的力量不合理,长期承受不合理的力会导致天然牙松动、黏膜溃疡、义齿折断等情况的出现。当然也不能完全放弃使用义齿,请及时联系医生复诊,并在就诊前保

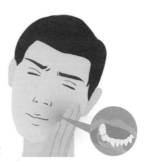

佩戴活动义齿后出现疼痛

持在进食时佩戴活动义齿，以便在就诊时医生能够准确找到疼痛的原因，从而对义齿进行调改。义齿调改无法一蹴而就，一般需要多次复诊，需要保持耐心并在这段时间内继续使用义齿，逐步适应，以度过这段磨合期，最终获得使用效果最佳的义齿。

8 全口义齿容易脱落怎么办

义齿脱落在使用初期和数年的使用之后都可能出现。如果使用初期出现义齿经常脱落的情况，应该注意义齿脱落的时机。因为不同情况下的脱落有不同的原因，也有不同的处理方式，将脱落时机告诉医生可以给医生提供调改的方向。如果是口腔没有运动的情况下脱落，多是由于义齿固位力不足，需要通过提高义齿与软组织的贴合度等方式进行改善。如果是在张口说话、打哈欠的时候脱落，则是义齿边缘过长导致的，需要进行适当调磨。如果是在咀嚼时脱落，可能与不适应义齿的使用方式有关，可以先尝试用后牙进食较软的小块食物，同时先避免用前牙切咬食物，如果上述方法有效，则可逐步适应；如无明显改善，则需要及时就医。

如果使用多年的义齿突然开始经常脱落，可能是由于牙龈高度改变和牙龈下方牙槽骨萎缩，导致义齿与口腔组织不再贴合；或者是因为义齿上发挥固位作用的结构发生了变形或被磨耗等。此时应及时就医，根据医生的建议，调改义齿或由医生重新制作义齿。应该注意的是，对于使用了数年的义齿，即使平日使用时无明显异常，我们也建议定期复查，及时对可能出现的问题进行处理，并根据情况进行相应的维护，接受医生的使用指导。

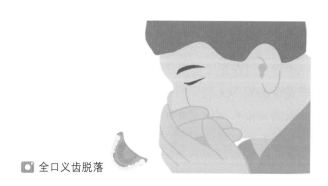

📷 全口义齿脱落

9　使用过程中又有牙齿掉了怎么办

　　由于可摘局部义齿的使用过程中会给口内余留的天然牙带来额外的负担，且有些天然牙本身状况就不理想，因此使用了一段时间之后经常

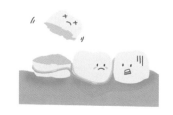

出现天然牙因过于松动或大面积龋坏等导致不得不被拔除的情况。拔除牙齿之后，原有的口腔环境产生了改变，还能继续使用原来的义齿吗？通常来说，有整体重新制

作义齿和局部加人工牙两种方案。因此,在准备拔牙之前,需要带着自己的义齿与口腔医生沟通,告知自己正在使用可摘局部义齿(假牙),并询问后续处理方案。医生会根据需要拔除的牙齿的位置告知是否需要重新制作义齿。如果需要拔除的天然牙对义齿的固位有很重要的作用,也就是说这颗牙齿若缺失可能会造成义齿无法在口腔内固定或参与咀嚼,那就需要重新设计并制作义齿。然而,如果需要拔除的牙齿不影响义齿在口腔内的固定,就可以通过在原来可摘局部义齿的基础上增加人工牙来避免重新制作义齿。当然,缺失牙齿的位置并不是决定是否需要重新制作义齿的唯一因素,还需要考虑原有义齿是否有磨耗或变形,以及增加人工牙后是否会影响其整体强度及固位力。

10 可摘局部义齿会影响旁边的牙齿吗

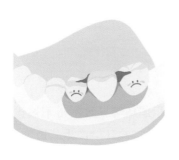

可摘局部义齿能够恢复部分口腔的咀嚼功能和形态,但是如果口腔中余留的天然牙能说话,它们可能会感叹:"都是我在替你负重前行。"可摘局部义齿需要依靠余留的天然牙使其固定在口腔中,在吃东

西的时候不至于在口腔中剧烈晃动并发挥切割、研磨食物的作用，这也意味着口腔中的天然牙会承受更多的力。另一方面，由于可摘局部义齿复杂的结构容易阻碍对口腔卫生的维护，常导致食物嵌塞、结石堆积等情况。上述情况都可能导致天然牙龋坏、松动等。

因此，使用可摘局部义齿需要注意按时清洁义齿及口腔、不咀嚼过硬的食物，以及不要一直佩戴义齿，特别是在睡觉时，要摘下义齿，以减轻口腔中牙齿和黏膜的负担。尽管会对口腔组织有一些影响，但是只要做好日常维护，也能最大限度地趋利避害。

11 什么情况下需要重新制作活动义齿

小范围的活动义齿的损坏，如个别人工牙的脱落等，是可以局部修复的。所以有些患者秉持着"缝缝补补又三年"的心态觉得可以多用几年自己的义齿，但是并非可以一直如此。在义齿使用过程中，必然会伴随着口腔环境的改变，比如口内剩余天然牙的松动脱落，牙槽骨的萎缩等。随着时间推移，这些改变会导致义齿的固位力明显下降，且无法通过简单修补得到改善。并且由于义齿材料的老化及义齿的磨耗，可能会出现**义齿断折**或**容易脱落**、**咀嚼效率**下降等情况，简单的"缝补"已不能恢复其使用效果，甚至在修复过程中还可能会损坏义齿，所以医生会建议重新制作义齿。

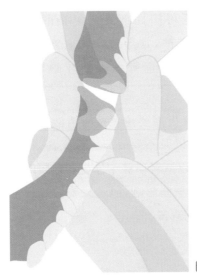

📷 修复损坏的义齿

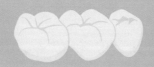

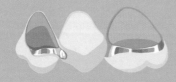

第 2 章

固定义齿

简　介

1 什么是固定义齿

　　固定义齿是修复部分牙齿缺失的一种方式,它无法像可摘义齿一样允许患者自行摘戴,一旦戴上就无法轻易取下。固定义齿由**固位体**、**桥体**和**连接体**三部分组成,其结构与原理与桥梁相似,固位体被固定在缺失牙旁边健康的天然牙(桥墩)上,桥体和连接体在牙齿缺失的区域上方形成一座牙齿形状的"桥",来恢复缺失牙区域的形态和咀嚼功能。

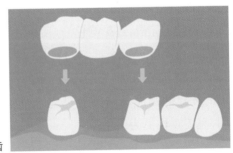

🄏 固定义齿

2 固定义齿的历史

　　可能很多人对固定义齿这个名称并不熟悉,但是相

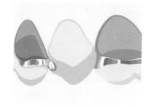

信大多数人都听说过"烤瓷牙""全瓷牙",固定义齿就是用于修复缺失牙的"烤瓷牙"和"全瓷牙",不过固定义齿不止包括这两种,还有金属制成的固定义齿等。

烤瓷与全瓷固定义齿是目前最常见的两种固定义齿。烤瓷技术于20世纪中叶在美国趋于成熟,并在十余年之后引入我国,应用于口腔领域。烤瓷由内层的金属基底和外层附着在金属表面的瓷层组成,因瓷层需要在高温瓷炉中烧结以熔附在金属上而得名。烤瓷材料制备的义齿兼具强度(由金属提供)和美观(由瓷层提供),坚固耐磨,颜色、外形逼真,色泽稳定。

全瓷牙仅由陶瓷材料组成,首次制作于18世纪末,但是彼时材料的性能并不好,脆性较大且容易磨损,导致牙齿表面不光滑,还影响色泽,所以在临床中并没有得到推广。在经过近一个世纪的研究之后,人们调整了原材料的组成,提高了加工工艺,材料的性能逐渐提高,制作出的牙冠的强度及耐磨性已完全能够满足在口腔内使用,且美观性更为出色。

适 用 人 群

1 什么情况适合使用固定义齿

固定义齿的适用范围比可摘局部义齿稍窄,需要满足一定条件才能选择固定义齿。首先,固定义齿多用于少数牙齿的缺失,一般为 1～2 颗牙齿的缺

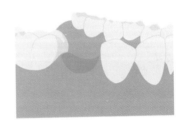
📷 少数牙齿缺失

失,如果缺失多颗牙齿,最好在缺牙区中间还有天然牙存在,否则固定义齿可能会导致原本健康的、用作基牙的天然牙损伤。其次,缺失牙两侧需要有较为健康、粗壮的基牙,也就是说如果是最靠后的一颗牙或最后几颗牙齿缺失,或者缺失牙两侧的基牙条件不佳,如松动等,也不建议进行固定义齿修复。

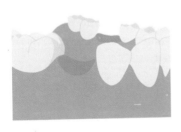
📷 多颗牙齿缺失

另外,需要注意,金属会影响磁共振成像,产生伪影。伪影如同放射状的马赛克遮挡金属周围区域,如果需要检查的区域恰好

在伪影内,那就无法利用影像学结果进行诊断了。因此,如果选择烤瓷固定义齿,应该在做磁共振检查之前告知医生,并针对主要的检测部位等具体分析是否需要拆除烤瓷固定义齿。

2 什么情况不适合使用固定义齿

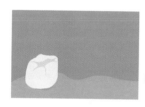

📷 多颗牙齿连续缺失

多颗牙齿连续缺失,剩余牙齿无法承担缺失牙区域带来的额外咀嚼压力。

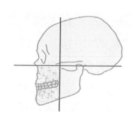

📷 青少年颌骨未发育完全

对于青少年患者,其颌骨和牙根尚未发育完全,不适合进行固定义齿修复。

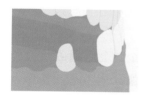

📷 最后面多颗牙齿缺失

最后的一颗或多颗牙齿缺失,即缺牙区后方没有牙齿的情况。由于固定义齿的结构与桥梁相似,显然只有一侧有桥墩的桥是不稳定的。

缺牙区相
邻的牙齿条件不
佳，如牙齿松动、有
较大的缺损或存在
未控制的炎症等。

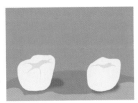

缺牙区相
邻的牙齿条
件不佳

3 缺牙区还有牙根能选择固定义齿修复吗

如果牙齿缺损太多，只剩下牙根，也不一定非得拔掉
牙根，可交由医生决定，给你最终答案。一般来说，特别
是前牙，只要根管经过完善的治疗、根尖周围没有病变、
牙根长度足够且没有劈裂等，并且根面的健全硬组织与
牙龈齐平或在牙龈以上时，就可以考虑利用牙根做固定
修复——桩核冠。具体操作为，根据根管大小选择合适
的桩，在预备好桩道后将桩插入根管并粘固，再以此为基
础利用树脂和牙冠恢复牙齿外形和咀嚼功能。

因此，对于仅剩牙根的牙齿，可以在听取医生专业、
仔细的评估后再做决定。

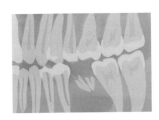
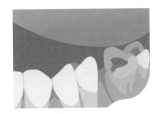

修 复 步 骤

1 完成修复一共要来医院几次

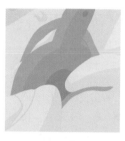
📷 印模

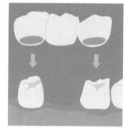
📷 戴牙

完成固定义齿的修复通常需要就诊两次。第一次就诊中天然牙被预备成一定的形态,以利于固位和稳定,然后取口腔印模以制作模型送至义齿加工厂进行义齿的制作。第二次就诊是戴牙,即完成最终的修复。

2 缺一颗牙时需要几颗牙齿提供固位

每颗牙齿牙根的形态不同,能够承受的最大咬合力也不同,通常来说后牙能够承受更大的咬合力,前牙则稍逊一筹。牙齿缺失的时候,缺失牙的咬合力转由相邻牙齿承担。因此,判断需要几颗健康的牙齿提供固位由这些牙齿能承受的最大咬合力决定。也就是说,缺失的牙齿原本能承受的咬合力越大,那么它缺失之后其他牙齿的负担就越重,可能就需要越多的牙齿来共同分散它的咬合力。

　　一般来说,一颗牙齿缺失时需要两颗相邻的健康牙齿提供固位。而在有些情况下,如缺失的牙原本承受的咬合力较大,或者相邻牙齿松动等,可能需要三颗牙齿一起提供固位才能有一个较好的远期效果。

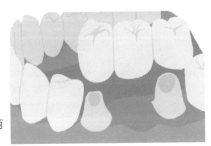

📷 一颗牙缺失时,利用两颗相邻牙齿提供固位

3 为什么要取印模

　　因为无法在口腔中完成固定义齿的制作,而是由义齿加工厂在高温下制作成型,这就需要将患者口腔组织的形态原封不动地复制给加工厂。送给加工厂的一般是石膏模型,通常是通过将口腔科专用的印模材料放在口腔中,然后在得到的印模中灌注石膏得到的。加工厂根据模型上显示的缺失牙区域的大小来制作义齿,最终制作出符合患者要求的"私人定制"的义齿。

　　印模材料能够较精确地还原口腔组织的形态,但是可能会给部分患者带来短暂的恶心等不适。目前,随着科技的发展,有些医疗机构已经开始使用口腔扫描仪,即通过光学口腔扫描仪记录口腔形态,并利用计算机重建口腔的三维图像,然后可以直接将数据传输到加工厂来进行制作。

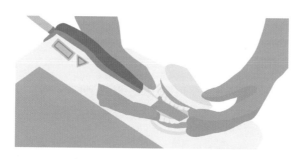

🔲 口腔扫描仪

4 "打桩"是什么

　　"打桩"是桩核冠修复中的一个步骤。在牙齿缺损较大或因为外伤等原因只剩下部分牙体组织时,因剩下的牙体组织过短或力量过于薄弱,不能直接用修复体修复,而需要先在牙根里插入并粘固一根(或几根)桩(通常由非金属复合牙科修复材料或金属组成),加固并延长剩余牙体的长度,以使冠修复体能获得足够的力量良好固定。"打桩"需要在根管治疗之后进行,在经完善的根管治疗后的根管中通过牙科手机制备出一条特定长度的桩道,然后利用粘接剂使桩固定在根管中并形成一个可供修复体固位的"核"。桩核冠通常是修复大范围牙体缺损的最后一个选择。对于缺损过大或牙根较短的牙齿,不做桩核冠修复的话,修复效果会比较差。

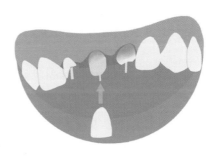

桩核冠

关于固定义齿,你还会想了解的小问题

1 装了烤瓷牙能做磁共振吗

　　要回答这个问题,首先我们需要了解一下磁共振的原理。磁共振的原理可以简单描述为:通过产生一个强磁场,引起人体中氢原子核的共振,然后经过空间编码技术,将接收到的以电磁波形式放出的共振信号进行转换,最后通过计算机形成图像。强磁场会吸附磁性金属,因此在做磁共振检查的时候是禁止携带金属入内的。不过烤瓷牙中磁性金属的含量不多,所以大多数情况下并不会因磁吸力导致烤瓷牙移动、脱落或对人体产生其他危

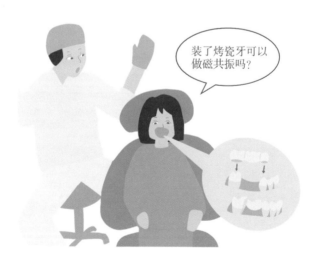

装了烤瓷牙可以做磁共振吗?

害。虽然基本不会出现在检查中冠脱落的情况,但是由于烤瓷冠中钴铬、镍铬合金的存在,磁共振成像时会在烤瓷牙的周围产生较大伪影,对医生读片产生一定的影响。而目前的氧化锆全瓷冠,由于完全不含金属,对磁共振成像基本不产生影响。

2　烤瓷牙用久了牙龈会发黑吗

有些患者可能会观察到,在戴了烤瓷牙数年之后,牙龈边缘变黑了,这种情况的出现有两种可能的原因。

第一种原因是制作义齿的材料导致的牙龈染色。烤瓷牙内层的金属有不同的种类,目前临床最常用的是钴铬合金和镍铬合金。

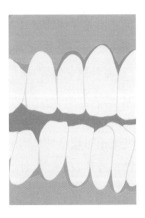
龈缘染色

镍铬合金如果长期暴露在口腔唾液中会被腐蚀,发生变色及金属离子析出,析出的金属离子会沉积在烤瓷牙边缘处的牙龈中,时间长了这些金属离子会变黑,导致龈缘出现黑线。而相较而言,钴铬合金则更加稳定且耐腐蚀,较少会导致牙龈发黑的情况。而由贵金属,如金、钯等制作的烤瓷牙则通常不会导致龈缘发黑,然而这样制作出的义齿较昂贵,临床上并未普遍使用。

另一种原因是牙龈萎缩,而不是牙龈发黑,导致原本被牙龈遮住的牙冠内层的金属材料暴露出来,而一些不稳定的金属与唾液混合后易变黑。因此,我们看到的其实是变黑的烤瓷牙内层合金。

3 为什么会崩瓷

崩瓷是指义齿外部瓷层部分或完全破裂脱落的情况。不论是烤瓷牙还是全瓷牙,结构一般都为双层,内层是高强度的陶瓷或金属,作为主要的受力载体,承托整个义齿;而外层是饰瓷,提供与口腔中其他邻近天然牙相近的外形、颜色和质感。内层材料的强度一般比较高,即使是陶瓷内层,其强度也能与一些合金不相上下。但外层饰瓷的强度则相对较低,所以如果我们不小心咬到比较硬的东西,如骨头碎片、石子等,外层的瓷就可能破裂,也就是**崩瓷**。

那么能否通过增加外层饰瓷的强度避免崩瓷呢?其实这一点并不难做到,但是这样设计强度是有原因的。通常来说,牙齿修复材料的各项性能最好能接近天然牙本身,包括其强度和耐磨损的能力。如果义齿的强度远高于牙齿本身的强度,那么在不小心咬到较硬的东西的时候,虽然能保证义齿完好无损,但是咬合的力量会从义齿传递到天然牙和牙根。如果这股力量超过了天然牙能承受的强度范围,可能会导致牙齿松动、牙根折断,甚至更多问题。外层的饰瓷就充当电路中保险丝的角色,在承受的咀嚼力过大时,能够牺牲自己保护天然牙。

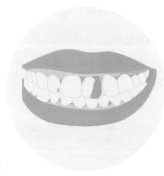

📷 崩瓷

4 出现崩瓷怎么办

　　崩瓷并不等于义齿修复失败。如果只是小范围的崩瓷,不影响咬合功能,也不影响牙齿的邻接关系,不会带来食物嵌塞等症状,可以进行局部抛光后继续使用,而无需拆除重新制作。

　　如果是大范围崩瓷或者邻面崩瓷,导致美观性受到影响,或者导致食物嵌塞、影响咬合功能,就需要拆除重

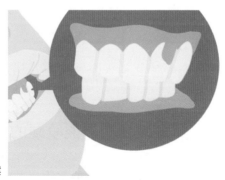

📷 崩瓷的处理方案

做了。而如果出现反复崩瓷的情况,一方面可能是义齿设计或加工等方面存在一定的问题;另一方面可能与饮食习惯有关,要尽量避免咀嚼过硬的食物。

5 固定义齿需要拿下来清洁吗

固定义齿由粘接材料牢牢地粘在患者口腔中的天然牙上,因此无法由患者自己取下来。固定义齿的外形通常与原有天然牙的外形相似并与相邻牙齿有良好的接触,因此在正常咀嚼过程中食物会自行排溢,即具有一定的自洁能力,配合日常刷牙、使用牙线等自我口腔维护方法,能满足清洁需要。

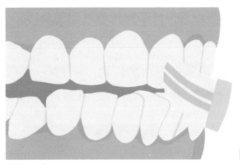

如何清洁固定义齿

6 佩戴固定义齿能咬硬的东西吗

固定义齿的咀嚼性能比活动义齿更好,通常来说,固定义齿的强度完全能够满足日常使用，即便偶尔吃到较硬的食物也不会出现折断或崩瓷等情况。但是如果总是吃较硬、较韧的食物且较为频繁，那么可能会损伤固定义齿或其基牙（即为固定义齿提供固位力的缺牙区旁的健康天然牙）。因此，固定义齿修复后应避免食用骨头、坚果类食物。而常见的蔬菜、水果、肉类、果仁等可以正常进食。

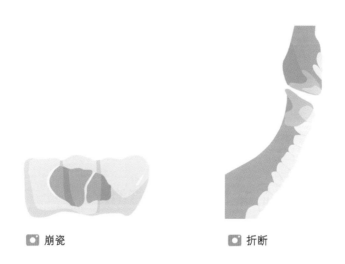

崩瓷　　　　　折断

7 固定义齿能用多久

据相关统计，固定义齿使用 10 年的失败率不到10％。因此，只要维护得当，固定义齿能使用很长时间。但是随着使用时间的延长，其出现问题的概率也会越来越高，如义齿崩瓷、折断，基牙松动、折断，牙龈萎缩等。

有些患者可能对义齿使用寿命的期待值比较高,但其实跟天然牙一样,它的使用寿命受个人口腔卫生情况、饮食习惯等的影响,只有遵照医嘱,认真做好口腔卫生并定期维护,才能延长其使用寿命。

固定义齿出现问题的概率

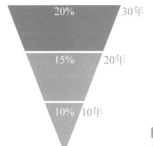

20% 30年

15% 20年

10% 10年

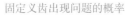 不同使用时间固定义齿出现问题的概率

8 什么情况下要先做根管治疗

根管治疗,俗称"抽牙神经",是一种清除根管内坏死或感染性物质,然后用特殊的惰性材料充填根管以杜绝细菌再次侵入的技术。为何做固定义齿之前有时要先做根管治疗呢,因为固定义齿的修复需要磨除部分牙体组织,而通常来说,磨除少量牙体组织后对牙齿里面的牙神经并不

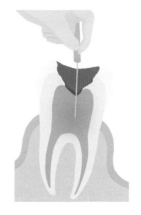

🔲 根管治疗

会造成太大影响,也不会引起牙神经的炎症或疼痛等。但是在一些情况下,比如牙齿有扭转或者倾斜等,导致需要磨除牙体组织的量比较大,可能会损伤到牙神经甚至直接触碰到牙神经,这种情况下很容易导致后续牙神经的炎症和牙齿的疼痛。而固定义齿如果出现牙神经疼痛需要不可逆地破坏性拆除该义齿后再行根管治疗,需要多次就诊,还会产生较高昂的治疗费用。所以在进行固定义齿修复之前,如果基牙有后续会出现疼痛的风险存在,医生通常会防患于未然,先进行完善的根管治疗后再行修复,避免后续出现疼痛而要拆除义齿的情况出现。

9　有牙周炎能选择固定义齿修复吗

　　牙周炎会给牙齿带来许多危害,其中最主要的就是牙槽骨吸收导致的牙齿松动。如果与缺失牙相邻的牙齿存在牙周炎,那么需要慎重考虑是否可以进行固定义齿修复。如上面所说,对于固定义齿这座架在缺牙区上方的桥梁,两端的桥墩(基牙)一定要十分稳固,这样才能保证义齿的稳定。

　　如果与缺失牙相邻的牙齿存在较为严重的牙周炎,那么不建议将该牙齿作为基牙;如果存在轻度牙周炎,如牙槽骨的吸收在根长 1/3 以内,并且通过牙周相关的治疗之后能够基本控制牙周炎的进展,则可以考虑增加基牙数目或直接利用该牙齿作为基牙进行固定义齿的修复。

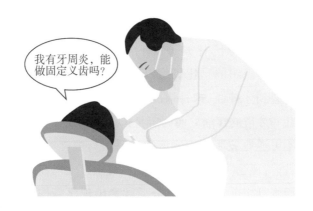

10 为什么做固定义齿需要磨其他牙齿

固定义齿的固位体需要粘接在基牙上,基牙是与缺牙区相邻的天然牙,需要磨除基牙一定厚度的牙体组织,才能给固位体留出空间。对基牙磨除量有一定的要求,如果磨除太多,会导致基牙抵抗咬合力的能力下降;磨除得太少又会导致没有足够的空间容纳固位体。通常,医生会根据实际情况把磨除牙齿的厚度控制在 1~2 mm,尽量让基牙和固定义齿都能有很好的强度。

11 制作固定义齿的瓷就是生活中常见的陶瓷吗

提起陶瓷材料,很多人首先会联想到家里的瓷器,如瓷碗、茶杯等,但实际上口腔科使用的瓷与它们并不相同。

1886 年,卡罗勒斯 H. 兰德制作了第一个长石质瓷全瓷冠。由于全瓷冠具有出色的美学效果,且在其材料强度逐渐被改善后,瓷已经成为口腔科最主要的修复材料之一。

目前,常使用的瓷包括氧化铝瓷、氧化锆和树脂陶瓷复合材料。其中,氧化铝瓷最便宜,树脂陶瓷复合材料较贵,氧化锆瓷的价格位于两者之间。氧化铝瓷于 20 世纪 70 年代首次被引入口腔领域,有较好的通透性,美学效果出色,随着制作工艺的不断改善,其强度逐渐提高,折断率明显下降。但是,其强度与氧化锆瓷仍有一定差距。氧化锆瓷最早于 20 世纪 90 年代初被引入口腔医学领域,有较好的生物相容性,较高的强度、硬度、耐磨性和耐腐蚀性等。但是,其透明度与氧化铝瓷相比稍有逊色。树脂陶瓷复合材料与天然牙有类似的强度,并且临床中的磨改并不会对其强度等造成影响,能较好地恢复牙齿原本的形态和颜色。但是,目前传统粘接剂粘接这种材料的效果稍弱。

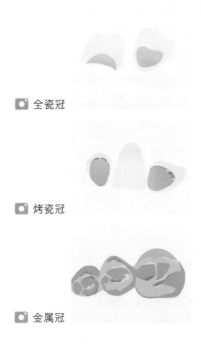

◨ 全瓷冠

◨ 烤瓷冠

◨ 金属冠

因为不同的瓷材料有不同的性能,因此在实际选择过程中应根据医生的建议、自己的需求及经济因素等,有针对性地进行选择。

12 固定义齿脱落了怎么办

固定义齿脱落通常见于三种情况,一是粘接剂的溶解腐蚀,二是义齿的破裂,三是基牙的龋坏或折断。无论是哪种情况,都建议先保留脱落的义齿,然后尽快就医。

如果是因为粘接剂的溶解腐蚀,由于粘接剂是义齿与基牙连接的唯一途径,这种情况下及时就医并重新进行粘接即可解决问题。

如果是因为义齿破裂,则多与长期磨耗或进食过硬的食物有关。这种情况下,通常需要重新制作固定义齿。

如果是因为基牙出现问题,多与部分粘接剂溶解,导致义齿与基牙之间出现细微的缝隙,然后细菌进入缝隙有关,正所谓"千里之堤,溃于蚁穴"。这种情况下,要根据基牙的剩余量来决定是重新制作义齿还是拔除基牙另行修复。

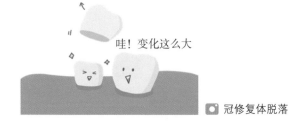

哇!变化这么大

◎ 冠修复体脱落

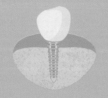

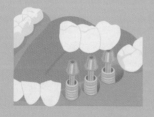

第 3 章

种植牙

简　介

1 什么是种植牙

　　种植牙是目前更推荐的一种修复方式,利用种植牙修复缺失牙对口腔组织的影响较小。为了让大家更好地认识种植牙,允许我先介绍一下天然牙的基本结构,天然牙由暴露在口腔环境中的牙冠和埋在牙龈及其下方牙槽骨中的牙根组成,其中牙冠承担咀嚼食物、辅助发音和美观等功能,牙根起到固定牙齿和传递咬合力的作用。传统的缺失牙修复方式,如活动义齿和固定义齿仅恢复缺牙区域的牙冠形态,而种植修复既恢复了牙冠形态又植入了人工牙根(即常说的种植体)。种植牙最大的特点是结构与天然牙接近,有一个自己的“牙根”,这意味着种植牙不需要依赖口腔中健康的牙齿或牙龈进行固定,能够最大程度减少对口腔内其他健康组织的负面影响,充分发挥牙齿功能。

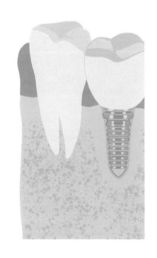

2 种植牙与天然牙的主要区别

种植牙被称为乳牙和恒牙之外的"人类的第三副牙齿",但实际使用过程中种植牙与天然牙还是存在一定的差别的。

虽然种植牙不会龋坏、疼痛,但是这并不意味着可以放松对种植牙卫生的维护,因为种植牙区域通常存在一定程度的骨缺损,相比健康天然牙更容易发生食物嵌塞,而食物嵌塞又会加重骨缺损,从而形成一个恶性循环,所以反而应该更加注重种植牙局部的卫生。只有维护好口腔卫生,才能使种植牙使用得更加长久。

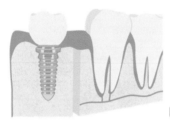

📷 种植牙修复缺失牙

天然牙与牙槽骨之间有一层牙周膜,牙周膜允许牙齿有细微的生理性动度,并且其中有压力感受器,可以感受咬合力的大小。而种植牙与牙槽骨直接结合,种植体周围无牙周膜及感受器,所以吃东西时种植牙感受不到咬合力的大小,无法给咀嚼肌提供反馈可能会增加咀嚼肌的负荷。

3 种植牙的历史

人类受缺失牙困扰已久，对牙齿缺失的补救也早已有之，据记载，早在公元前 2000 年，古代中国就已经开始将雕刻后的竹钉作为缺失牙齿的替代品。宋代诗人陆游的《岁晚幽兴》一诗中便有"染须种齿笑人痴"的描述。很久以前，欧洲、中东和中美洲的人们也试图使用各种材

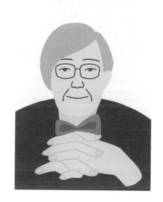

📷 佩尔-英格瓦·布伦马克

料，包括人和动物的牙齿、雕刻的骨头和贝壳等，植入颌骨来替代缺失的牙齿。在出土的古埃及人类颌骨化石中也发现了镶有宝石或黄金雕成的牙齿植入物，可见祖先们早在数千年前就开始琢磨"种植牙"了。

而真正让种植牙成为一项可靠的现代口腔医学修复技术，要从 20 世纪中期说起。1952 年，瑞典的佩尔-英格瓦·布伦马克医生通过实验观察到钛金属能够与骨组织紧密结合，而且没有发生任何炎症和组织排异反应。他将这一现象称为骨结合，由此启发了他把金属钛作为牙科种植材料的设想。1965 年，他为一名瑞典的患者实施了世界上第一例种植牙手术。

目前，种植理论的成熟和种植手术的广泛实践使种

植修复成为缺失牙修复的热点,并引领了修复理念与技术的革新。迄今为止,种植牙使用寿命的世界纪录由瑞典患者斯文·约翰松保持。如今斯文·约翰松已逾 90 岁,报告显示其口中的种植牙在植入后 50 多年依旧健康完好。

关于种植牙，我们都想了解的小问题

1 种植牙能用多久

　　种植牙是目前价格最高的缺失牙修复方式，所以人们对其使用寿命有着较高的期待。首先我们来看一些数据。相关研究显示，目前种植牙的 5 年成功率在 95％以上，10 年成功率在 90％以上。但是，对于每个人而言，修复体能使用多久则又受到多方面因素的综合影响。以种植牙为例，骨量是否充足、种植牙本身的质量、种植医生的专业水平和临床经验，以及口腔卫生习惯等，都会影响其使用寿命。因此，关于这个问题，无法一概而论。为了延长种植牙的使用寿命，医生能做的是进行充分的术前、术中准备，尽量避免种植失败。患者能做的是做好日常口腔卫生的维护和定期复查。

成功率

1	使用5年	95%
2	使用10年	90%

2 种植牙的价格

以往，在上海公立医院，完成一颗缺失牙的种植修复全部流程的平均费用约为一万元。当然，不同省份/城市和医院的定价会根据当地政策有所浮动。近年来，随着种植牙纳入国家集采，种植体等相关材料费大幅下降，使种植修复的价格约降至此前的一半。

种植牙的费用主要由术前相关检查、种植体、牙冠的费用，以及加工费和手术相关费用组成。目前，包括种植牙在内的全部义齿修复都是自费项目，无法通过医保减免或者报销，只有少数检查、检验等费用可享受医保报销。

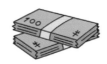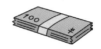

3 选择公立医院还是口腔诊所

在国家集采政策落实之前，公立医院种植牙的价格通常高于口腔诊所等私立医疗机构。很多医疗机构甚至宣称只需一两千元即可完成一颗牙齿的种植修复。这可能与两类机构所用种植相关材料的品牌与来源渠道不同，或其宣传的价格并不是完成全部种植修复过程有关。

目前,同品牌、同型号的种植体的价格在诊所等医疗机构
与医院已经没有差别,甚至医院的种植体价格会低于部
分非公立医疗机构。

　　除了价格的因素,公立医院通常有更好的远期保障,
能够更好地提供长期维护和并发症处理。而口腔诊所可
能会提供较好的服务体验,就诊时间更加灵活,不过在选
择时需要仔细考量诊所资质及诊疗水平。

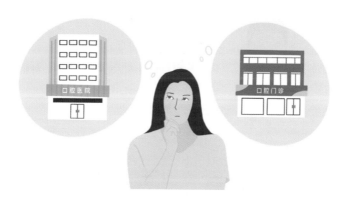

4　什么情况适合选择种植牙

　　种植牙作为目前效果最好的缺牙修复方式,无论是
单颗牙、多颗牙还是全口牙缺失,均建议优先考虑种植修
复。在就诊时,医生会先简单评估缺牙区情况。然后还
要通过影像学检查,也就是"拍片子",进一步排除口腔中
其他不适合种植的情况。

如果患有不适合种植的全身或局部疾病,如控制不良的高血压,糖尿病,放、化疗史等,会影响创口的愈合及牙槽骨与种植体的结合等,应由医生通过相关检验、检查和病史问询等仔细评估。

最后,由于种植牙的费用相对偏高,可根据医生提供的大致价格,以此决定是否种植。

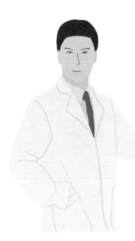

① 评估是否需要修复

② 进行临床检查

③ 进行影像学检查

④ 根据自身经济情况决定是否进行种植

5 口腔中已经没有牙齿了,是选择全口义齿还是全口种植牙

对于无牙颌患者而言,有全口种植牙和全口义齿两种选择,这两种方案各有优缺点,哪种方案更好与患者具

体情况和需要有关。

全口种植是指在牙弓上植入多颗种植体，然后将全口人工牙与种植体连接的修复方式。这种修复方式的优势在于能够提供更好的支持和固位力，同时也更接近自然牙齿的外观和使用感受。全口种植对术者技术和设备有一定要求，因此可能价格较高，而且需要进行定期维护和清洁。

全口义齿是一种传统的修复方式，依靠基托与黏膜的吸附力和大气压力等固定在口腔中，恢复缺失牙的形态和功能。这种方式的优势在于适用于不同程度牙齿缺失的患者，而且价格相对较低。但是倘若患者口腔条件较差，如牙槽骨形态低且窄等，可能无法取得良好的修复效果。针对此种患者，可以选择全口种植修复。此外，全口义齿可能会对口腔组织带来一定的压力和不适感，而且使用寿命相对较短，需要定期更换。

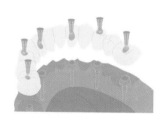

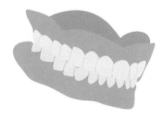

 全口种植　　　　　　　　　　📷 全口义齿

综上所述，对于需要全口修复的患者，如果颌骨条件良好，能够承受种植手术和负载，同时患者也希望获得更好的使用感受和外观，那么可能更适合选择全口种植牙;如果患者的颌骨条件较差,或者患者对义齿的外观和使用感受要求不高,那么更适合选择全口义齿。

总之,选择哪种修复方式更好有很多影响因素,在下决定之前,建议与医生进行详细的讨论,了解各种方式的优缺点和适用范围,以便做出最佳选择。

6 拔牙后多久可以做种植牙

牙齿已经缺失很久的患者,通常不需要考虑种植时机的问题。但是对于牙齿已经无法保留却依然存在于口腔中的情况,在拔牙后种植的时机常有三种选择。

第一种是延期种植,这是一种较为普遍、安全的种植时机,需要在拔牙后3个月,牙槽窝处的牙槽骨愈合后进行。如果选择延期种植,从拔牙到完成最终的修复往往需要半年左右的时间。

第二种是即刻种植,顾名思义,就是在拔牙的同时进行种植,这样能够缩短一半种植修复的时间,不过大多数情况下需要植骨,会增加手术风险和费用。

第三种是早期种植,即在拔牙后1~2个月进行种植体的植入,此时缺牙区的牙龈等软组织基本已经完全愈合,有利于软组织的留存,可以提供较好的美学修复效果。此时拔牙窝内已有部分新骨形成,可提供一定的初期稳定性。

　　后两种选择的前提是缺牙区域骨质条件较好,且原有牙齿无明显炎症。

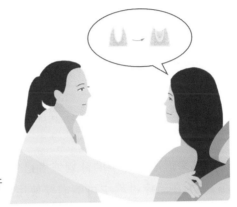

📷 拔牙后 3 个月牙槽窝处愈合

选择种植牙，你需要考虑

1 女性患者需要注意什么

在进行种植体植入或者植骨手术的时候，临床常规建议避开月经期。

如果近期有怀孕的计划或者已经怀孕，则需暂缓种植，因为在治疗过程中可能需要使用药物或者进行影像学检查等，可能会对胎儿产生一定的影响。

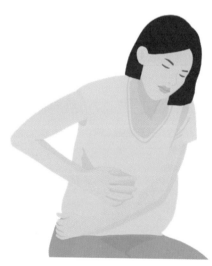

🎬 有怀孕计划或已经怀孕的女性患者需暂缓种植

２ 儿童能做种植牙吗

儿童仍处于生长发育期，其上、下颌骨仍在生长，牙齿在牙弓中的位置也还没有固定下来，因此如有个别牙齿缺失，并不建议进行种植修复。甚至有些人即使已经年满 18 岁，颌面部发育仍未完全定型，对于这类人群，也建议暂缓种植修复。

对于先天无牙，或者因外伤等导致较多牙齿缺失的患者，需要多学科会诊，综合考虑是否可以进行种植修复。这是因为如果处于生长发育期的儿童较多的牙齿缺失，会影响他们的营养摄入和颌骨发育等，需要完善义齿修复来恢复他们的咀嚼功能并提供良好的营养摄入来促进全身的生长发育。种植牙可以在咀嚼的过程中向颌骨传递咬合力，而通过这种程度的力量刺激颌骨生长对其很重要，否则可能会导致颌骨发育不良。

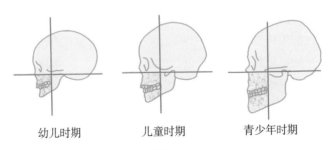

幼儿时期　　　　儿童时期　　　　青少年时期

📷 青少年颌骨发育的不同时期

3 正畸过程中能做种植吗

　　如果患者同时有牙齿排列不整齐和牙齿的缺失,通常需要先进行正畸治疗使牙齿排列整齐,从而确定在良好咬合关系的情况下修复缺失牙的位置。如果在还没有排齐牙齿的时候就根据原缺牙区进行种植,很可能在排齐牙齿之后发现种植牙并不在合适的位置上。此外,如果一些牙齿排列得过于紧,必须通过正畸来为种植体提供足够大的间隙。总之,建议在完成正畸治疗后再进行种植,以使天然牙与种植牙能够均一、整齐地排列在牙弓中。

　　正畸治疗通常需要好几年,并不需要等正畸完全完成之后再开始种植,否则在这几年不仅无法完全发挥咀嚼功能,缺牙区长期没有咀嚼的刺激,其牙槽骨还会产生废用性的萎缩,影响后续种植疗效。因此,可以在正畸医生和种植医生的共同指导下,在正畸治疗结束前,通常是完成间隙调整的微调咬合关系阶段,提前在适合的位置进行种植体的植入,并在咬合功能基本调整完毕之后马上开始佩戴种植体的牙冠,从而缩短疗程。此外,在正畸治疗过程中,如果牙齿移动缓慢,且没有足够稳定的支点牵拉牙齿移动,还可以更早在合适的位置植入种植体,并在种植体与牙槽骨结合稳定后将种植体作为支点牵拉牙齿移动,加快正畸的进度,提高正畸的疗效,缩短整个正畸＋种植治疗的时间。

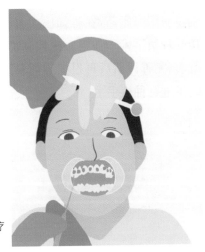

📷 检查正在接受正畸治疗
的患者

4 有高血压能种植牙吗

高血压是我国最常见的慢性病之一,且年龄越大患
病人群越多,这和牙齿缺失的患病人群在一定程度上重
合。对于高血压人群,术前需要将血压控制在一个良好
且稳定的范围。由于种植手术多在局麻下进行,虽然患
者感受不到痛觉,但是能感知到医生的操作,因此可能会
紧张,从而引起血压升高。如果平时血压控制得很好、很
稳定,术中血压稍有升高一般不会带来太大影响。但是,
如果平时血压控制情况不佳,总是处于较高的水平或者
波动很大,术中血压可能会增长到很高的水平,一方面会
增加术中出血风险,影响手术视野;另一方面,甚至会出
现危及生命的并发症。

因此,如果平时血压控制良好,则术前应坚持按日常剂量服用降压药,在告知医生自己患有高血压的情况下接受种植手术。如果血压控制不稳定,建议先于心内科就诊,完善评估后再根据心内科医生的指示选择合适的时机进行种植手术。

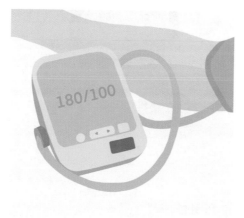

📷 血压不稳定

5 有糖尿病能种植牙吗

根据流行病学调查结果,我国的成年人中,近 11% 患有糖尿病。糖尿病对人体的多个系统均有较大的危害,且糖尿病是种植治疗失败的主要风险因素之一。糖尿病会导致机体代谢障碍、创口愈合延迟,并且增加感染风险。虽然种植牙手术的创伤不大,但是口腔环境较为复杂,有较多细菌存在,对于糖尿病患者来说较容易发生感染。如果种植体周围发生感染，就有可能导致种植体与周围牙槽骨的结合失败。

但是，并不是说糖尿病患者就不能进行种植治疗了，对于血糖控制良好的糖尿病患者，术前做好口腔卫生的清洁工作并预防性使用抗生素后，也是可以接受种植手术的，当然在术后需要格外注意口腔卫生的维护和血糖的控制。术前空腹血糖高于 8.88 mmol/L 的患者，则应该暂缓种植治疗，先在内分泌科就诊，稳定控制血糖后再考虑择期进行种植手术。

检验报告单

英文缩写	项目	结果	单位	参考区间
Glu	血糖（空腹）	4.87	mmol/L	3.89-6.11

6　有心脏疾病能种植牙吗

心脏病是对各种心脏结构和功能异常造成的疾病的统称，包括风湿性心脏病、先天性心脏病、高血压性心脏病、冠心病、心肌炎等。虽然病因、症状有所差异，但是关于是否可以种植这一问题，可以通过下述心功能分级来进行评价。

Ⅰ级：患者有心脏病，但体力活动不受限；一般体力活动，如常规工作、家务等，不引起过度疲劳、心悸、气喘或心绞痛。

Ⅱ级:患者有心脏病,体力活动轻度受限。休息时无症状,一般体力活动会引起过度疲劳、心悸、气喘或心绞痛。

Ⅲ级:患者有心脏病,体力活动明显受限。休息时无症状,但小于一般体力活动即可引起过度疲劳、心悸、气喘或心绞痛。

Ⅳ级:患者有心脏病,休息时也有心功能不全或心绞痛症状,进行任何体力活动均会使不适增加。

一般来说,如果心功能在Ⅰ级或Ⅱ级,且全身其他情况良好,只要保持良好的心态,不过度紧张即可。而如果近期发生过心肌梗死,或者心绞痛频繁发生,心功能评级在Ⅲ级或Ⅳ级,或者有三度或二度Ⅱ型房室传导阻滞等,则近期不能进行手术,应该先于心内科就诊并遵循心内科的意见进行相关治疗。待情况稳定最少半年后,再由心内科评估能否承受种植手术。

如果是有感染性心内膜炎、植入了人工心脏瓣膜或

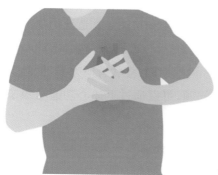

心脏疾病与种植

者有风湿性心脏病等疾病的患者,存在一定的感染风险,需要在种植手术之前预防性服用抗生素,防止手术造成的一过性菌血症带来感染风险。

7　放疗后能进行种植吗

　　颌面部相关的肿瘤有时需要接受大剂量的放射治疗,颌骨及口腔黏膜同时受到照射,局部血管逐渐发生无菌性的血管内膜炎,导致血管内膜肿胀、增厚,管腔变窄,在照射后数月或数年发生血管栓塞,骨得不到营养而发生坏死,亦无新骨再生以修复这些坏死组织。目前认为,大剂量放射治疗后,被照射的骨组织会出现"三低"特征,即低细胞、低血管、低氧现象,这种情况下应该谨慎选择种植修复,因为此时不但种植体不能与颌骨完成骨结合的风险会明显增高,而且种植体周围的骨质可能会坏死。另外,由于口腔中的软组织也受到放疗的影响,会出现唾液分泌减少、牙龈出血和感染等情况,也会进一步增加种植失败的风险。

　　因此,应在患者的原发疾病完全治愈、全身状况良

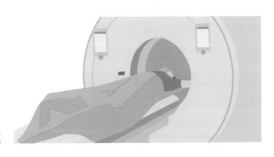

　放疗与种植

好,并且各项身体指标均在正常范围内时,再考虑种植治疗。最好在结束放疗后 3～5 年进行。

8 吃抗凝药能种植牙吗

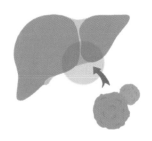
图 肝脏病变

有冠心病、脑梗死或其他血栓性疾病既往病史的患者,可能需要长期服用抗凝血的药物以预防血栓形成,但是同时也会更容易出血,而且出血后不易止血。

临床上常用的抗凝药物有阿司匹林、华法林、氯吡格雷、利伐沙班等,如果您在服用这些药物,请告诉医生,医生会为您验血并评估您的凝血功能指标,以判断您是否能承受种植手术。如无很严重的出血倾向,凝血功能在可接受的范围内(INR 2～3.5),则无需停药也可进行种植手术。不过如果术后有持续出血的情况出现,应及时与医生联系。如果判断您的凝血功能不佳(INR>4.0),存在种植术后无法止血的风险,通常会建议您于心内科就诊,评估是否能够在短期内停药。如心内科医生认为您无法停止服用抗凝药物,则建议暂缓种植治疗。千万不可擅自停药,否则可能导致血栓形成,带来生命危险。

9　有肝炎能种植牙吗

肝炎急性期是不能进行种植手术的,此时肝细胞大量损伤、坏死,且会出现一些全身症状,如黄疸、发热等,机体各项指标均受到影响,因此应该暂缓种植治疗。

对于慢性肝炎的患者,如未处在病毒复制期且病情稳定,可先进行血液学检查,评估是否存在肝功能的过度损伤、凝血功能是否正常等,如无明显异常,可在确保全身状况良好且服用相关对症治疗药物的前提下进行种植手术,术后需要注意出血、感染等情况的发生。而处于病毒复制期的患者有较强的病毒传播能力,为防止交叉感染、医源性感染等情况的发生,建议暂缓种植治疗。

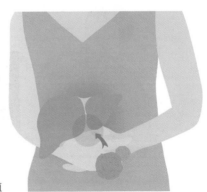

📷 肝炎与种植

10 有肾脏疾病能种植牙吗

急性期暂缓种植主要是为避免围手术期感染、用药等情况加重肾脏代谢负担,且肾功能不全患者通常全身状况、免疫力较差。如果患有急性肾病,通常需要立即治疗肾脏疾病,暂缓种植手术。对于肾病处在慢性期的患者,如果肾功能稳定,即两个重要的肾功能指标——内生肌酐清除率(＞50％)、血肌酐(＜132 mol/L)正常,且无明显临床症状,则可以考虑进行种植治疗。

如果种植治疗过程中需要使用药物保障种植手术顺利进行,如为预防感染使用抗生素,需要尽量避免过多使用药物而加重肾脏代谢的负担。对于继发于其他疾病的肾功能损害,如糖尿病肾病等,应积极治疗原发疾病,待病情相对稳定后再行种植修复。

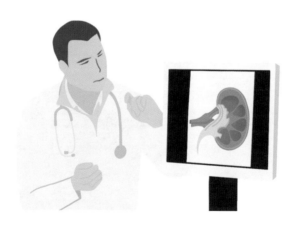

11 有甲状腺功能亢进能种植牙吗

　　甲状腺功能亢进（以下简称甲亢）时神经系统兴奋性增强，大都有情绪不稳定、焦躁不安的表现，特别容易无端被激怒，表现出心悸、气喘、心律不齐、心跳加快等症状。大多数甲亢患者在经过规范治疗后可彻底治愈，并不影响种植修复。

　　如果甲亢患者未得到良好控制，如基础代谢率高于20%且伴有明显临床症状或相关并发症，不宜进行种植手术，否则有可能因为术中的紧张和术后感染等情况导致甲状腺危象的发生。

　　如果甲亢症状得到良好控制，即静息脉搏稳定在100次/分以下，基础代谢率增加低于20%，则可以进行种植手术。但是手术中要放松，不要紧张。术中和术后都需监测血压、脉搏，避免甲状腺危象的发生。

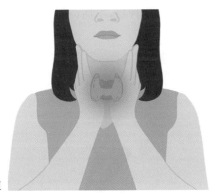

🔘 甲状腺功能与种植

12 有血液系统疾病能种植牙吗

常见的贫血,如缺铁性贫血、再生障碍性贫血等,在经过相关治疗后,如果血红蛋白保持在80 g/L以上、血细胞比容大于30%,则可以进行种植手术。如果有慢性、长期的贫血,机体可能会代偿并适应贫血状况,此时尽管上述指标稍低,但如果充分评估后认为全身状况良好,也是可以进行种植手术的。

一些出血性疾病,如血小板减少症、血友病等,是由于凝血过程所需相关细胞或蛋白质不足或缺失,导致出血后无法正常凝血。种植手术需切开牙龈、在牙槽骨中钻磨通道,都会引起出血,如果患有出血性疾病,可能无法止血甚至导致失血性休克,所以一般不建议有出血性疾病的患者进行种植治疗。不过,其也并非绝对禁忌证。如果贫血,在血液科医生的指导下补充缺少的物质后可以考虑进行一些创伤较小的种植手术。如果进行无需植骨的单颗牙种植,术后应做好止血和对创口感染的预防。

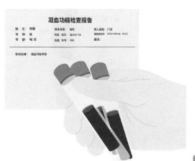

血液系统疾病与种植

如有血液系统的肿瘤,如白血病、淋巴瘤等,则一般不建议进行种植手术。对于有修复缺失牙需求的患者,建议进行创伤较小的活动义齿修复等。

13 有骨质疏松能种植牙吗

将种植体植入牙槽骨中是种植牙修复的重要环节,良好的牙槽骨量是种植成功的一个关键要素。骨质疏松患者通常有不同程度的骨量减少、骨组织微结构破坏。那么患有骨质疏松能否种植牙呢,如果可以治疗效果又如何呢?

对于长期服用双磷酸盐类药物来预防骨质疏松的患者,不建议进行种植治疗,因为可能引起局部骨质坏死,导致种植失败且带来额外的痛苦。

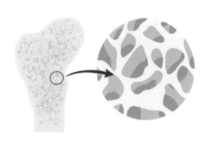

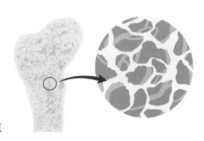

骨质疏松与种植

至于不服用双磷酸盐类药物的患者,相关研究表明种植牙的留存率与是否患有骨质疏松无关,即骨质疏松不会直接导致种植失败、种植体脱落等情况。但是,从长远的眼光来看,骨质疏松患者种植体周围的骨质流失的速度是高于正常人的,这意味着随着使用时间的增加,他们的种植牙出现问题的概率也会逐渐增加。因此,在决定是否种植之前,应由医生充分评估相关情况,让患者对相关风险有了充分的了解,再决定是否进行种植。

14 为什么种植手术前要验血

虽然种植手术的创伤通常并不大,但是仍然需要在术前进行详细的血液学检查。这是为了防止全身性疾病和感染病等对手术的影响,一方面可在术前确保患者能够承受种植手术,避免手术给患者带来其他风险;另一方面,如果发现患者存在感染性疾病,还可提前根据实际情

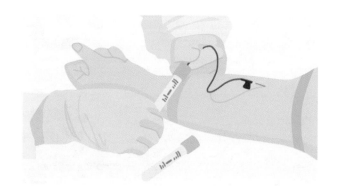

况选择合适的手术室。此外,有些疾病会对种植成功率有一定影响,血液检查也可提前发现并视情况进行相应处理。常规的血液检查项目有血常规、肝肾功能、凝血功能、血糖和感染性疾病筛查等。

15 血常规结果与种植手术的关系

血常规,顾名思义,就是血液的常规检查,是最普遍的一种实验室检查,是对血液中红细胞、白细胞和血小板的形态、数量和种类进行观察和分析的一种检查。血常规展示了身体状态的概况,很多疾病都会使血常规结果出现异常,如炎症会导致白细胞的数量出现波动,贫血会造成红细胞相关指标变化,凝血功能障碍时常见到血小板数量异常。

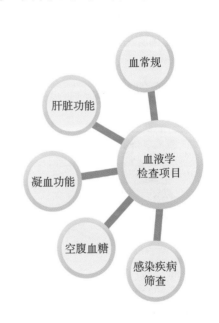

16 肝肾功能与种植手术的关系

　　在种植手术中和手术之后,通常需要给患者用药,如麻醉药物、抗生素等,而这些药物的代谢主要是经肝和肾。

　　如果肝肾功能有异常,就可能需要适当地减少药物的应用量,增加给药的间隔时间,非必需的药物则尽量不予以使用。另一方面,如果肝脏功能异常,可能带来凝血功能异常等其他问题。因此,手术之前检查肝肾功能是非常重要的。

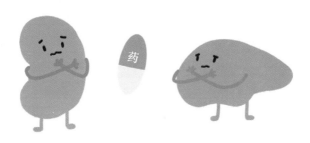

17 感染性疾病筛查与种植手术的关系

　　感染性疾病筛查是所有手术之前都需要进行的一项检查,主要是对病毒性肝炎、梅毒、艾滋病等容易通过血液传播的疾病进行筛查。为防止医院内的交叉感染,保护患者和医务人员,筛查结果为阳性的患者需要在独立的手术间完成手术,或安排在其他的清洁手术(即无感染性疾病患者的手术)之后进行。此外,感染性疾病患者所使用的手术器械需要特殊程序清洗、消毒,以及利用特殊检测手段评价消毒是否彻底。为感染性疾病患者进行手术产生的医疗废弃物需要专门处置。

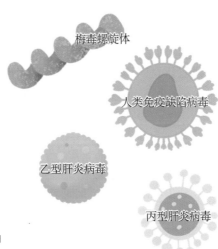

梅毒螺旋体

人类免疫缺陷病毒

乙型肝炎病毒

丙型肝炎病毒

📷 易经血液传播的病原体

关于种植牙的医患沟通

1 为何需要良好的医患沟通

　　医患沟通具有重要的意义,患者应对相关病情及其发展进行详细的描述,为医生提供诊断的参考;医生应根据经验认真问诊,以获得更多疾病的相关信息和患者的诉求。口腔科的诊疗中,很多时候需要根据患者的诉求来决定治疗方案,医生认为最好的方案,以及从价格上看最贵的方案并非就是最适合患者的方案。想要找到最适合的方案,需要医患之间的充分沟通和彼此信任,使医生能够真正理解患者的需求、顾虑和主要想要解决的问题,

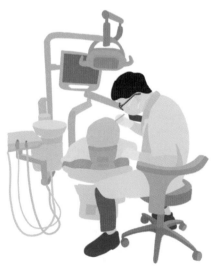

　良好的医患沟通非常重要

而患者也能够理解各种治疗方案之间的区别。最终双方共同决策,选出最好的治疗方案。

2　医生经常会问的问题

牙齿是如何缺失的:医生常会询问牙齿缺失多久了、是什么原因造成的和之前是否进行过治疗等,只有了解这些,医生才能继续根据您的情况询问相关情况、针对性地进行影像学检

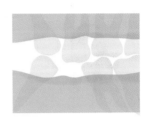

📷 牙列缺损

查等,最后做出判断并初步拟定治疗方案。

身体是否有相关疾病:全身状况与种植治疗的成功率和长期效果有很强的关系,如骨质疏松(服用双膦酸盐时)会影响骨结合、心脏病可能导致无法承受种植手术等,因此应充分告知医生自己的健康状况,如患有或曾患有哪些疾病,是否在服用药物等,否则可能导致不必要的风险。

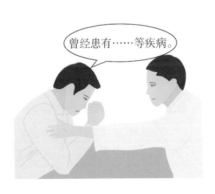

曾经患有……等疾病。

● 是否存在过敏史:种植手术过程中和术后会使用一些材料和药物等,提前获知过敏史能够避免相关危险情况的发生,因此为了保障种植手术的成功,医生需要询问过敏史。

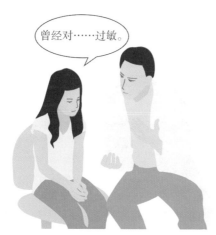

曾经对……过敏。

📷 告知医生过敏史

3 为什么医生需要了解对于修复效果的预期与要求

在初次沟通中,了解患者对于修复效果的预期和要求是非常重要的。只有充分了解这些问题的答案,医生才能设计治疗方案。例如,如果患者对于价格有较多的顾虑,那么医生在设计治疗方案的时候就需要考虑患者能否接受治疗费用;如果患者对治疗完成的时间有较高的需求,如希望能尽快完成修复且减少就诊次数,那么医生就要考虑如何缩短诊疗时间；如果患者十分在乎美观，那么也需要医生对相应的方案和材料等做出一定的调整。

目前的医疗技术水平和材料的发展可能还并不能完全满足患者所有的需求，因此更需要充分沟通，以选择最合适、最贴近需求的一种治疗方案。

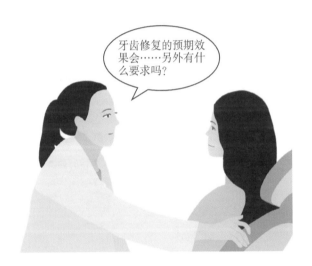

4　为什么医生需要知道是否能够定期就诊

种植牙的治疗过程需要多次就诊，因此需要了解您的时间安排，以规划治疗流程。需要患者能够在种植医生安排的既定时间就诊，否则可能影响修复效果，给医患双方都带来额外的麻烦。

　　如果错过了预约就诊的时间，不建议随意更换医生或者自行推迟就诊时间，您的种植医生是最了解你的口腔及全身情况和治疗进度的，更换医生继续治疗可能会导致不可预料的影响治疗效果的后果。如果的确有无法及时就诊的原因，应及时与医生联系，并商定新的治疗时间。

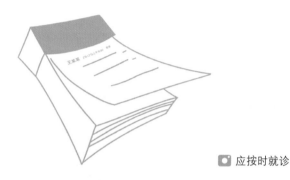

应按时就诊

了解种植方案

1 种植牙是缺几颗种几颗吗

很多人认为缺几颗牙就需要种几颗牙,其实情况并不是完全如此。

如果只有一颗牙齿缺失,或者缺失的几颗牙齿分散存在,通常缺失几颗牙就要植入几个种植体,然后在上方进行牙冠的修复。基于世界卫生组织提出的"8020"观点,即在 80 岁的时候拥有 20 颗功能良好的天然牙,就可以满足日常的咀嚼、发音等需要。对于一些老年患者,如果少量末端牙齿缺失,可以不修复末端的缺失牙,这不会影响他们的营养摄入及生活质量。

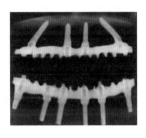

📷 种植修复全口天然牙缺失

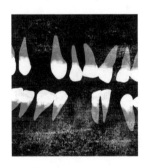

📷 多颗牙缺失

如果有三颗或三颗以上牙齿缺失且缺失区域连在一起,则可以考虑减少种植体的数量,并在上方通过"搭桥",即缺牙区前后的基牙当桥墩,在缺牙区搭起牙齿形状的桥的方式进行牙冠的修复。

对于全口天然牙缺失的情况,也无需逐个种植,通常是在单侧上颌植入6～8颗种植体,然后在上方利用多牙基台形成桥梁,搭载牙冠完成最终修复。

因此,并不总是缺了几颗牙就要植入几颗种植体。种植体植入数量增加不但会带来较高的治疗费和材料费,还会增加手术的难度和风险,如果在一些不适合进行种植的区域植入种植体还会提高种植失败的概率,因此并不是种植体植入的数量越多种植牙就越稳固,应根据医生对于缺失牙区域的评估进行种植方案的选择。

2 种植牙的具体流程

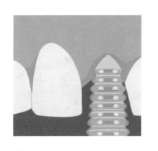

● 植入种植体

首先,进行全面评估并确定治疗方案及手术时间。

● 术前对口腔颌面部消毒。在局部麻醉下切开部分牙龈暴露牙槽骨,在牙槽骨中钻出可将种植体植入的通道,使种植体稳定地留在牙槽骨中。然后缝合术区或使用愈合基台封闭该区域。如有缝合,需要在2周左右再次就诊拆线。

在种植体植入牙槽骨内后，需要等待 3～6 个月使牙槽骨与种植体形成紧密的骨结合。如在上一个步骤中缝合了牙龈，则需再次在局麻下翻开牙龈，并使用愈合基台使牙龈形成

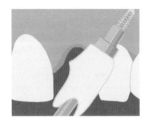

种植体＋牙冠模式图

良好的形态，这个过程约需 2 周。如在上一步骤中已经放置了愈合基台，则可直接进入下一个步骤。

取印模并制作模型，选择牙冠的颜色和材质，并送至加工厂进行制作。

通过基台使牙冠与牙槽骨中的种植体紧密连接，并调整咬合关系及与相邻牙齿的邻接关系，完成最终的戴牙。

接受口腔卫生宣教并定期复查。

上面是一般情况下种植牙修复的流程，每个人的实际情况可能不同，最后的流程也会有所差异。

3 种植手术需要多长时间

种植手术的时间与所需种植牙齿的数量和手术方式有关。一般来说，完成一颗牙的简单种植只需 10～30 分钟。如果种植手术中需要植骨等，可能需要更长时间。

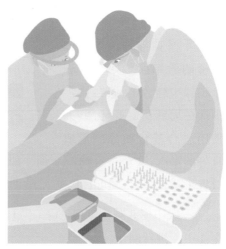

4 种植体品牌怎么选

目前有许多相关医疗公司在进行种植牙业务的开展,也有许多种植体的品牌可以进行选择。常见的种植体品牌包括来自瑞典的品牌,如士卓曼、诺贝尔等,价格相对较高;来自欧美的品牌,如 3i 等,价格中等;来自韩国的品牌,如登腾、奥齿泰等,价格相对较低。近期,国产品牌,也逐渐发展起来,性价比相对较高。

对于种植体品牌的选择,首先要根据自身骨量等条件确定,如果存在一些特殊情况,需要使用某些特定产品,可根据医生的推荐来选择。如果自身状况较好,那么理论上可以选择任何一种种植体。

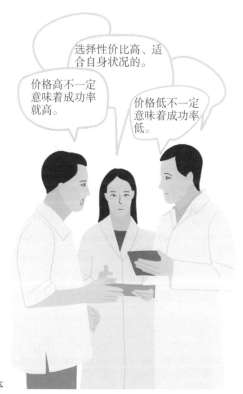

选择合适的种植体

5 什么情况可以选择即刻种植

即刻种植是指在拔牙的同时进行种植体的植入。即刻种植减少了牙齿缺失的时间,能够减少手术次数,减轻患者对于手术的恐惧。常规延期种植需要在拔牙后等待3个月,这期间牙槽骨可能会吸收,而即刻种植能够较好地保存骨的高度。

　　不过即刻种植也存在一些问题。首先,该技术有较为严格的适应证,需要有较充足的骨量,且原有天然牙及周围组织无明显炎症。由于即刻种植的初期稳定性通常欠佳,所以常需要额外植入骨粉,会增加治疗费用。其次,如果口腔卫生维护不佳,种植体周围牙龈的退缩会比延期种植更加明显,因此在前牙区域进行即刻种植存在一定的美学风险。不过,只要通过医生评估,认为符合要求的患者,在选择即刻种植的时候也无需太多顾虑,因为大量研究显示,在严格把握适应证的情况下,即刻种植的成功率与常规的延期种植相比无明显差别。

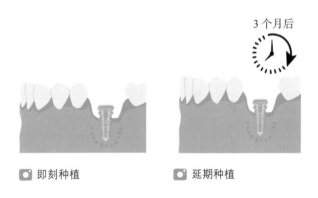

📷 即刻种植　　　　　　　📷 延期种植

6 什么情况可以选择早期种植

　　早期种植是指在拔牙后的 1~2 个月进行种植体的植入,此时牙龈等软组织已经基本愈合,骨组织也初步愈合。与即刻种植相比,早期种植在种植体植入后的初期稳定性更好,因为牙龈已基本恢复,故美学效果更好。与延期种植相比,早期种植能够降低牙槽骨吸收量,保持牙槽骨的高度和厚度。早期种植的成功率与延期种植相比无明显差异,并且目前有一些研究显示其美观效果优于即刻种植和延期种植。早期种植的使用范围比即刻种植更广,但是对骨量等仍有一定要求。

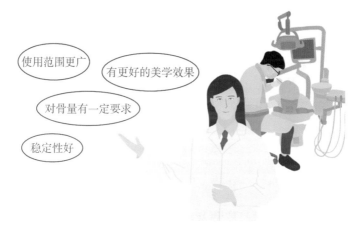

使用范围更广

有更好的美学效果

对骨量有一定要求

稳定性好

■ 早期种植的特点

7 什么是植骨

种植治疗过程中,如果缺失牙区域骨量不足,无法满足种植体的植入和其初期稳定性,那么就需要进行植骨。一棵大树需要扎根在土壤中才能稳固,种植牙也是如此,因此,如果进行种植的区域骨量不足,种植体在其中可能会松动,所以需要通过植骨来恢复缺牙区域的骨量,促进新骨的形成,增加稳定性。

　　植骨的材料来源多样,有取自自身其他部位的自体骨。还有以哺乳动物、海藻、珊瑚等为原材料制成的异种骨,这也是目前临床上较为常用的植骨材料。此外,还有以人工合成的高分子材料为原材料的人工骨。

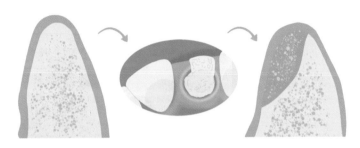

📷 植骨的过程

8 什么情况需要植骨

　　再以树为喻,要想让树历经风雨仍然屹立不倒,树根就必须紧紧埋在土壤里,并且土质还不能太差。在口腔中,土壤就是指牙槽骨,它为种植牙提供固位力,使种植牙在发挥咀嚼功能时不会松动、脱落。通常,在两种情况下需要植骨。第一,当有些患者因长期缺牙未修复,或患有牙周病、颌面部肿瘤及外伤,导致牙槽骨的高度、宽度和密度不符合种植牙要求时,就需要植骨或添加骨粉,以增加种植牙区域的骨量,从而增加种植体的稳定性。第二,对于选择即刻种植的患者,因为牙齿拔除,种植体植入后牙槽窝内会缺乏足够的骨支撑,可以适当进行植骨。

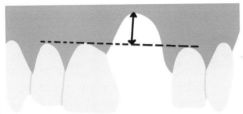

牙槽骨高度不足

9　种植牙牙冠有哪些选择

种植牙牙冠通常有三种选择,分别为铸造金属全冠、金属烤瓷全冠和全瓷冠。

铸造金属全冠,其价格便宜且结实耐用,但如今人们对于美观的要求逐渐提高,并且其可能导致牙龈变黑,现在基本被淘汰了。

金属烤瓷全冠的内冠是金属,外侧为瓷性材料覆盖,其价格中等,相对于铸造金属全冠,美观程度有极大提高,牙龈着色问题可以通过改用更稳定的内冠金属材料改善,但是价格较高,并且金属烤瓷冠对磁共振检查会有一定影响,所以现在用得也较少。

全瓷冠也有不同种类,如氧化铝瓷、氧化锆瓷、玻璃陶瓷等,材质不同导致性能不同。相对于以上两种牙冠,它的外观几乎和正常牙一样,基本看不出差异,并且具有优异的生物相容性,还解决了牙龈着色的问题、不影响磁

共振和 CT 检查。因其优异的美观性及生物相容性,使其
目前已经成为主流选择。

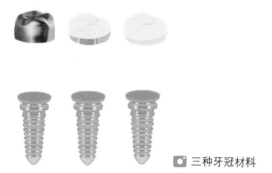

📷 三种牙冠材料

种植手术开始前，您可能想了解

1 种植术前饮食的注意点

如果选择局部麻醉进行种植手术，术前对患者的饮食无特殊要求，但是不能空腹下进行麻醉药物的注射，否则会有晕厥的风险。如果选择全身麻醉，术前 8 小时应禁食，术前 4 小时应禁水，保证胃部排空，防止在麻醉或者手术过程中出现呕吐反应，导致窒息、吸入性肺炎等情况的发生。

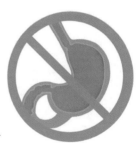

📷 禁止空腹进行麻醉药物注射

2 种植相关区域检查

在进行修复治疗之前，医生会对口腔中的相关情况进行检查，并对需要处理的问题做出相应的处理，最终选出最合适的修复方案。

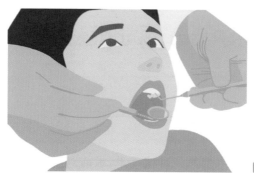

📷 口腔检查

首先,是检查口腔中缺失牙相邻区域的牙齿、黏膜及骨量等情况,这些区域与能否种植紧密相关。例如,若邻牙倾斜或对颌牙向缺失牙区域移动等,将影响修复空间,可考虑通过正畸治疗恢复空间或磨除部分牙齿来提供空间;如果牙龈等软组织存在炎症或者慢性病变,需要进行相关治疗来消除病变,预防牙龈等与修复基台及牙冠无法形成良好的结合,防止种植体周围炎症的出现。在前牙区域,为了美观,还需考虑牙龈的高度、厚度以及上、下唇在自然状况和微笑状态下与前牙牙龈的关系。影像学检查也是必不可少的,以对缺牙区的骨量进行评估,判断是否能够容纳相应规格的种植体。

3 为什么医生要检查缺牙区之外的情况,有时不能立即种植

在修复治疗之前,医生会检查口腔整体情况,并对改

善口腔整体健康及卫生状况提供建议,恢复口腔状况将有利于种植牙的维护和长期疗效。

　　◦ 去除不良修复体:当口腔内以往的修复体已丧失原有功能,或者对口腔相邻组织的健康产生明显的不利影响时,建议及时拆除并重新制作合理的修复体。

　　◦ 拔除没有保留价值的牙齿:虽然口腔修复技术在不断进步,修复效果也越来越好,但天然牙仍有其独特的优势,如所有修复方式都无法恢复牙周膜,因此修复科医生会建议您尽量保存天然牙。但是,如果已经没有保留价值且可能给口腔健康带来危害,也会建议您拔除这些牙齿。

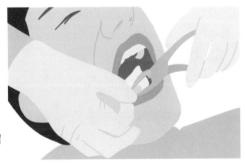

■ 拔除没有保留价值的牙齿

　　如有较明显的松动且牙龈萎缩严重的牙齿,即使进行牙周治疗也无法明显改善,则需尽早拔除,否则松动牙会导致食物嵌塞,降低清洁效果,可能导致种植体周围炎及其他牙齿龋坏等。

　　对于牙齿缺损较多,残留的牙冠无法修复的情况,应尽早拔除牙齿,残冠长期留在口腔中可能会造成牙齿及周围组织产生炎症,还会影响相邻牙齿的健康和排列关系,影响后期修复。

对于多生牙和无咬合关系/萌出位置不佳的智齿等,它们在口腔中已经不能行使咀嚼的功能了,还会影响牙齿排列导致龋坏和牙周炎发生,应尽早拔除。

● 牙周治疗:如果牙齿松动或者存在牙结石、软垢等,会影响口腔印模的准确性,而且牙周组织的疾病还会导致远期修复效果不佳等,因此在修复前应进行牙周洁治,清除牙结石和菌斑,并保持良好的口腔卫生。

● 牙体牙髓疾病的治疗:如果口腔中的天然牙,特别在缺失牙旁边的牙齿存在龋病或牙髓相关的疾病,应及时处理,避免疾病进展下去从而影响修复。

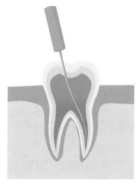

📷 根管治疗模式图

● 口腔黏膜疾病的治疗:假如口腔黏膜组织有溃疡、糜烂、红肿等情况,应在修复前进行治疗。

● 咬合关系的调整:牙齿缺失时间过长而未及时修复时,往往会造成对𬌗牙的伸长和邻牙的移位,会占据原本缺失牙的位置,减少了修复的空间,故应在修复之前进行调整。如果是较轻微的移位,可以通过调磨牙齿局部,恢复缺失牙区域所需要的修复空间后再行修复。对于局部调磨不足以恢复修复空间的情况,则可以通过正畸治疗等手段重新获得修复空间。

当牙齿磨耗不均匀时,在牙齿的咬合面经常会呈现尖锐的牙尖等,从而导致咬合力无法均匀分散,引起食物嵌塞或咬合创伤等,给种植牙带来额外的负担。因而,有必要对较锐的牙尖等部位进行适当调磨,使其外形变得圆钝。

● 口外检查:检查颞下颌关节,检查咀嚼肌群的收缩力、是否有压痛、双侧是否对称等,以及颌面部各部分比例是否协调、对称和唇形、笑线的高低等。是为了在修复后能够恢复患者较好的咬合关系和颌面部美观。

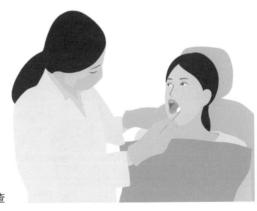

📷 口外检查

4 常见口腔影像学检查方法

口腔科的影像学检查方法大致包括三种。第一种是根尖片,也就是医生常说的小牙片,它通常是为了观察局部(一到两个)牙齿的情况。第二种是全景片,即能看到口腔里所有牙齿的二维影像。第三种是锥形束 CT (CBCT)影像,是通过扫描重建出颌面部的三维影像,能从不同角度观察感兴趣的区域,提供更多的信息。

在种植治疗的过程中,这三种影像学检查方式有各自的用武之地。通常,第一次就诊时和种植术后都需要拍摄 CBCT,来判断缺牙区情况和种植体的位置等。在后续的复诊、定期检查等中,则可以根据需要通过拍摄根尖片或全景片进行检查,观察种植体与牙槽骨的关系。

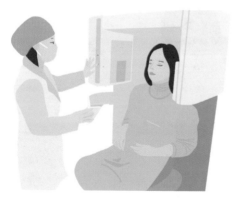

🔘 口腔影像学检查

5 为什么要拍 CT

锥形束 CT(CBCT),是口腔科常用的影像学检查手段,与其他两种影像学检查方法相比,它最大的特点就是可以提供三维影像。

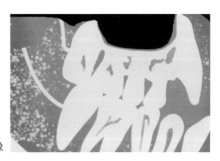

CBCT 影像

牙齿缺失后牙槽骨的形态被破坏,因此在进行种植治疗之前,我们需要通过三维影像观察并评估牙槽骨的形态、高度和宽度。如果是一些特殊位置的缺失牙,还需要考虑与周围特殊解剖结构的关系,如想通过种植牙修复下颌后牙区的缺失牙时,应注意手术通路与下牙槽神经管的位置关系,防止种植体损伤下牙槽神经。通过CBCT 所提供的信息,还能提前估计选择何种规格及型号的种植体,种植体植入的位点、方向、角度和深度等,为手术医生的操作提供指导。对于牙槽骨高度或者宽度等存在不足的患者,可以提前判断是否需要放置骨粉骨膜进行植骨、提升上颌窦等,以便提前准备术中使用的器械和材料,并预估手术时间。CBCT 还有助于发现口腔甚至颌面部的其他问题,如是否有埋藏在缺牙区牙槽骨中的残留牙根、相邻的牙齿是否存在病变,或者上颌窦区域是否有病变等。

6 口腔影像学检查的辐射剂量大吗

对于"辐射"这个词,很多患者谈之色变、唯恐避之不及。因此,在临床上对于影像学检查,也就是"拍片子"这件事极为抵触。那么口腔科"拍片子"时到底有多少辐射剂量呢?

首先,我们的生活中其实每时每刻都在接受辐射,举个例子,吃一根香蕉就会受到 0.1 μSv 的辐射,而拍一次小牙片受到的辐射剂量大约为 1 μSv,拍一次全景片为 22 μSv,拍一次 CBCT 约为 50 μSv。为了直观地比较,可看下面一组数据:飞行 1 小时等于拍摄 3 张小牙片,等于一次吃 30 根香蕉,即接受 3 μSv 的辐射。

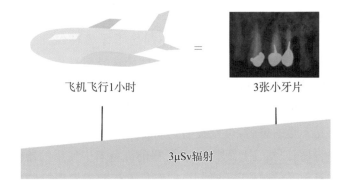

飞机飞行1小时　　　　　3张小牙片

3μSv辐射

7 孕妇能不能接受影像学检查

在怀孕期间不建议拍片子，无论是在妊娠早期还是晚期。如果没有特殊的紧急情况，不建议孕妇暴露在辐射中，因为辐射会使胎儿畸形的可能性增加。

此外，种植手术会有一定的创伤，而且在种植治疗过程中可能会需要使用一些药物，因此通常不建议在妊娠期间进行包括拍片子在内的一系列种植治疗相关操作。

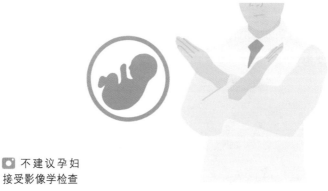

■ 不建议孕妇
接受影像学检查

8 影像学检查时的注意事项及防护方法

拍摄全景片或者 CBCT 的时候需要取下头面部的首饰，如耳环、耳钉等，否则首饰会在检查影像上形成高亮度的高密度影，遮盖口腔相关解剖结构，并且还会形成放射状的伪影,影响周围组织的成像质量。如果口腔中有活动义齿,也需要在拍片子之前取下。在拍摄过程中,需要保持静止,如果移动也可能会影响成像清晰度。

拍片子的时候工作人员都会提供防护用具。常规防护用具有铅衣和铅围脖,由于铅元素有较高的密度,这些铅制护具不但能够抵挡穿透力弱的射线,对于穿透能力较强和对人体伤害比较大的伽马射线也有很好的防护效果。在拍摄根尖片的时候,受辐射的区域和剂量并不大,可根据提示佩戴铅围脖,因为甲状腺位置表浅且位于照射区域附近。在拍摄全景片和 CBCT 的时候,需穿上铅衣进行防护,由于铅围脖会遮挡拍摄区域,因此不建议佩戴。

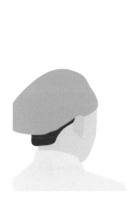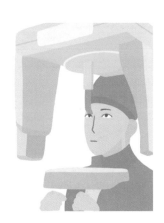

9　种植修复中要拍几次片子呢

　　一般来说，从开始治疗到完成种植，需要拍摄三次片子。第一次是在术前，通过 CBCT 评估术区条件，并确定治疗计划。第二次是在完成种植体植入后，同样需要通过 CBCT 来观察并评估种植体植入的位置、角度和深度是否符合术前的计划。第三次是在种植术后三个月，在完成牙冠的制作之前，需要通过影像学检查评估种植体与周围的牙槽骨的结合情况，评估是否已经形成良好的骨结合，判断能否开始负重。如果是由于骨量不足进行了植骨等操作的患者，可能还需要进行额外的影像学检查，评估植骨术后骨质再生的效果，评估是否能够进行下一步的种植手术。

　　因此，虽然种植治疗的过程中会多次进行影像学检查，但是每次影像学检查的目的都不相同。有些患者可能对于射线辐射存在顾虑，但是，正常情况下，影像学检

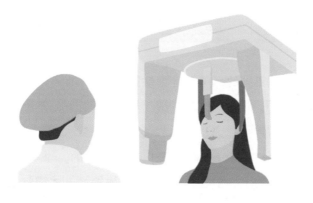

查中所接受的放射剂量与可能导致人体因辐射受到损害的剂量相差甚远,而且在进行影像学检查的过程中,工作人员都会帮大家穿戴防护用具以阻挡 X 射线。因此,无需过分担心影像学检查中的辐射。

10 发现骨量不够怎么办

正如肥沃厚实的土地能够养育出参天大树,种植牙也是如此,有足够的骨量,种植体才能与牙槽骨牢固结合、不易松动。如果骨量不足,可能会引起种植体松动或感染等,而要是想强行植入较深的部位,可能会损伤附近的重要结构,如下牙槽神经等。那么如果在拍完片子之后发现骨量不足怎么办呢?

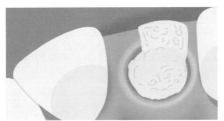

📷 植骨

根据不同的部位和骨量缺损的多少,有不同的处理方式,如上颌窦提升术、术前一次骨增量手术、术中植骨和穿颧种植。

上颌窦是位于上颌后牙区牙根下方的一个空腔,许多患者因为上颌后牙区长期缺牙,导致该处牙槽骨萎缩严重,剩余牙槽骨高度不足,无法植入一定长度的种植体。上颌窦底提升术就是将与后牙区相邻的上颌窦底上抬,将垂直骨高度增加至满足种植体植入需求的程度,以此保证种植牙长期的稳固并能承受咬合负重。

种植术前提前进行一次骨增量的手术,或者术中放置骨粉骨膜在前牙区的应用比较多,都是通过将人工成骨材料放置在骨量不足的缺牙区促进新骨形成来增加骨量。这种方式也能为种植体提供足够的固位和稳定。

穿颧种植主要用于牙槽骨严重吸收的无牙颌患者,直接改变种植体植入的目标骨,将种植体植入颧骨,这样可以避免上颌后牙区的植骨,但是由于需要穿行的距离大,难度相对较高,临床普及度也不高。

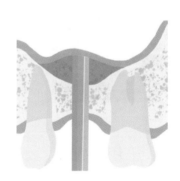

📷 上颌窦提升

11 术前发现上颌窦有炎症怎么办

上颌窦是位于两侧上颌后牙区牙根上方的一个空

腔,在进行上颌后牙种植手术的时候是一个必须关注的解剖结构。如果牙槽骨的高度较为充足,足以完全容纳种植体的长度,则上颌窦是否存在炎症对种植牙影响不大。但是如果牙槽骨吸收严重,高度不足以容纳种植体,那么种植体的一部分就会暴露在上颌窦腔中,并且需要进行植骨手术,此时上颌窦中存在的炎症可能会影响种植体骨结合的形成,还会影响骨粉成骨的过程,从而导致种植手术失败。为了避免上述情况的发生,如发现上颌窦有炎症,建议先于耳鼻喉科诊治,待炎症控制之后再进行种植手术。

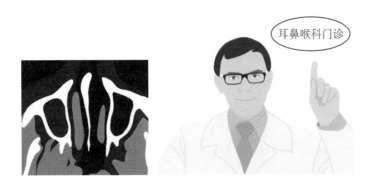

12 术前发现前牙区骨量不足怎么办

前牙区的牙槽骨的高度和宽度本来就比后牙区少,如果没有及时进行种植修复,将导致本就"不富裕"的牙槽骨有所萎缩。而前牙区的种植效果会影响美观,因此在骨量不足的条件下种植会有较大的难度。

目前对于前牙区骨量不足,通常采用植骨的方式增加该区域的骨高度与宽度,为种植体植入区提供足够的骨量。

种植完成后应格外注意维护口腔卫生,如果维护不佳,牙槽骨的高度将进一步丧失,牙龈也会萎缩,将严重影响美观。

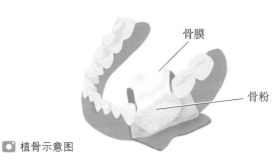

骨膜

骨粉

📷 植骨示意图

13 种植牙会痛吗

种植牙治疗过程中是否会出现疼痛,相信是许多人比较关心的问题。很多人听了"把螺丝植入骨头"这种描述,便会想象一些吓人的画面,从而对种植牙敬而远之。然而,种植牙的过程远没有想象中那么可怕。关于种植手术,大多只在麻醉药物注射器进入黏膜的时候会有疼痛感,种植体植入牙槽骨的过程不会有任何疼痛感。此外,单纯地植入种植体大多没有任何术后反应,一般也不会有疼痛、肿胀等;但是如果需要植骨或翻瓣,可能会有术后肿胀、疼痛的情况出现。后面的取模、戴牙过程也一般不会导致疼痛。

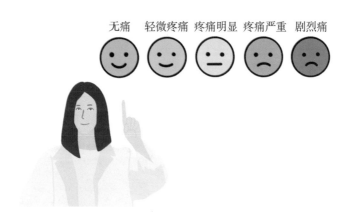

14 种植牙的麻醉方式有哪些

常规的种植手术是在局部麻醉下进行的,也就是在缺牙区附近注射麻醉药,患者仍然清醒,并不会失去意识,且可感知医生的操作,但是手术过程完全无痛。

对于较为复杂的种植手术,可能需要在全身麻醉下进行,如穿颧种植,或者涉及肋骨、腓骨移植的情况等。

无论是全身麻醉还是局部麻醉,目前没有证据显示这些麻醉药会对神经系统或者记忆等产生负面、长期的影响。合理使用麻醉药物可以较好地消除手术过程中的不良体验并缓解患者的紧张和恐惧。

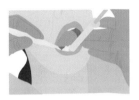
局部麻醉

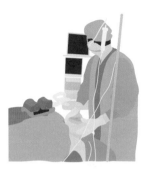
全身麻醉

关于种植一期手术,你需要了解

1 什么是种植一期手术

种植一期手术就是将种植体植入牙槽骨,通常在根据患者术前 CT 及口腔相关检查结果确定好种植方案之后,由医生进行。种植体通常会有配套的种植器械盒,不同品牌的种植器械盒不同,但是使用流程大致相同。在局部麻醉下先用**球钻**定位,然后利用**扩孔钻**制备种植窝。随后,改用**慢速攻丝钻**,预备牙槽窝骨壁上的螺纹。之后,将种植体缓慢植入已备好的种植窝中。在逐级备孔的过程中全程需要用生理盐水降温,防止骨坏死。最后,使用特制工具旋紧种植体,使其顶缘与骨面相平,以上过程完成后缝合伤口。

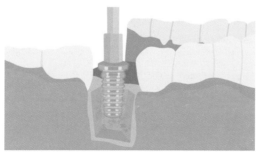

植入种植体

2 种植时的麻醉会对人有影响吗

无论是局部麻醉还是全身麻醉,目前的研究中没有证据显示麻醉药物会对神经系统或者记忆等产生负面、长期的影响。在合理使用麻醉药的情况下进行种植手术可以较好地消除手术过程中的不良体验并缓解紧张和恐惧,因此对于麻醉药的使用无须有过多的担心或者排斥。

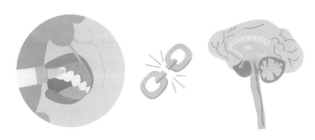

📷 没有证据显示麻醉药会对神经系统产生负面影响

3 种植一期手术的风险有哪些

种植一期手术与其他很多手术相比,手术风险一般要小很多。常见的手术风险主要有术后肿胀、出血、感染等,还有较少见的风险,如神经损伤、牙槽骨骨折等。通常情况下,种植医生会根据术前拍摄的 CBCT 测量,将相关风险在术前告知患者,并且在手术过程中规避以上可能发生的风险。研究显示,发生神经损伤和牙槽骨骨折的风险还是比较低的,即便发生也有相应的处理及治疗方案。

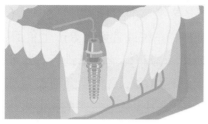

📷 已植入牙槽窝的种植体

4 种植一期手术中损伤神经怎么办

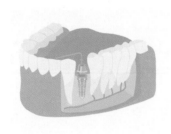

📷 牙根与神经位置接近

种植一期手术中有一定概率发生神经损伤,通常其发生的概率较低。最有可能损伤的是下颌神经,常由术前测量不准确、种植窝制备、种植体植入过深、解剖结构变异等原因引起。最常受累的是下牙槽神经及其颏神经分支,其次是舌神经。随着现代影像学诊断和数字化种植技术的发展,神经定位的精准度有了极大的提高,神经损伤的病例逐渐减少。

若发生神经损伤,是否能恢复与神经的类型、手术时机、损伤程度,以及患者的年龄、性别有极大关系。通常,种植一期手术完成后，都会进行 CBCT 检查，初步排除神经损伤可能。当 CBCT 检查中发现种植体压迫或损伤神经后，种植医生通常会及时采取相应补救措施。研究显示，及时取出种植体并且遵

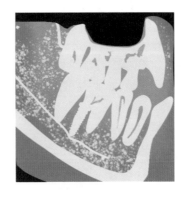

📷 下牙槽神经管

医嘱服用相关药物和理疗，有极大可能恢复患者神经的功能。所以，当种植术后感觉异常时，应尽快与种植医生联系，以便在第一时间采取相应治疗。

5　在种植一期手术中我应该做些什么

在种植一期手术中，患者应该全程保持放松，倘若高度紧张或焦虑，精神因素可作用于交感神经引起血压升高和心率加快，增加心脏负担等情况，从而导致手术无法正常进行。过度紧张也容易造成面部肌肉僵硬，导致无法正常张口，影响手术操作空间。

手术过程中应尽可能将自己的嘴巴张大，为医生提供足够的操作空间。切记不能随意地闭口，闭口前务必示意种植医生，以免种植器械对口腔组织造成损伤。

在种植过程中，如感觉有任何异常，应及时向种植医生反馈。如自觉疼痛感逐渐增加，可告知种植医生，医

生会根据具体情况决定是否补加麻醉剂。

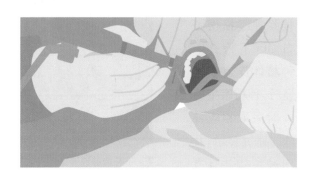

6 种植一期手术的注意事项有哪些

(一)术前

应放松心情,避免过度紧张,同时术前应进食,饮食方面没有特别的要求,只是为了防止术中因低血糖晕厥。

(二)术后

● 术后不能立刻进食,通常建议 2～3 小时后适量饮水、进食,因为种植牙手术中注射的麻醉药的效果一般可维持 2 小时,需待麻醉药效消失方可进食,避免损伤口腔组织。手术后当天,建议进食冷的流质或软食,避免食物过烫,否则影响伤口愈合。

● 随着麻醉药的效果逐渐消失,疼痛感会逐渐增加,此时可服用止痛药,如布洛芬等,可减轻术后疼痛。

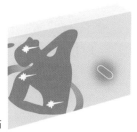

📷 种植一期手术后疼痛时,可服用止痛药

术后 24 小时,可使用漱口水清洁口腔及刷牙,但不能刷种植区域的牙齿,倘若清洁不彻底,容易诱发术区感染。

术后 3 天内,依旧不能刷种植区域的牙齿,以免刺激伤口,造成伤口大量出血。术后当天唾液中带有少量血丝属正常现象,若出血较多,可咬紧消毒过的棉球或纱布 30~60 分钟以帮助止血,倘若出血未见缓解,应及时与种植医生联系或于口腔急诊就诊。

术后 3 天内,种植区可能肿胀,这是较为常见的术后反应,不要过分惊慌。可在术后 48 小时内冰敷,之后热敷,减少组织肿胀。如上述方法无法明显缓解,且肿胀情况较为严重,也可采用激素类药物,如地塞米松等减缓肿胀。通常肿胀将在术后 1 周左右消失,如症状逐渐加重,严重到影响饮食及生活,应及时与种植医生联系或于口腔急诊就诊。

术后应保证足够的营养供应。在手术后 1~3 天,应食用偏软、偏凉的食物,如粥、面条等,避免进食过硬、过烫的食物。在术后 7~14 天,可逐渐恢复正常饮食。

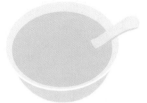

术后1～3天建议食用偏软、偏凉的食物

如果曾于缺失牙/种植牙区域进行过可摘局部义齿修复等,术后2周内应尽量避免佩戴修复体,避免压迫创区,造成术区感染。

即刻种植即刻修复的患者,术后三个月内不宜用种植牙咀嚼过硬食物。同时避免吸烟和喝酒。

拆线时间:种植一期手术的拆线时间一般为7天;对于减张缝合的患者,术后14天拆线;进行骨增量操作的患者,一般在术后21天拆线。因此,具体拆线时间应依据医嘱。

认真执行医嘱,按期回医院复诊。通常情况下,种植一期手术的复诊时间为术后3天、7天、14天。此外,术后3个月后种植医生要通过"拍片子"来了解牙槽骨的高度和宽度。因为当牙槽骨过窄时,种植体不能完全埋于骨组织内,会影响种植体与周围组织的结合,从而影响其稳定性。

7 种植一期手术后为什么不能吸烟和喝酒

术后吸烟会影响种植牙成功率。原因如下:吸烟后,烟雾会经过口腔，刺激伤口，容易引起局部炎症，影响伤口愈合。研究发现，吸烟患者的愈合能力只有非吸烟者的 28%。通常，建议患者应在种植一期手术前四周开始戒烟，以免影响种植效果，种植后也应尽量少吸烟。如果戒烟困难，建议至少应在术后两周后再吸烟。

◉ 禁止吸烟

术后不能饮酒的原因如下。

　◌ 酒精可能会对牙龈组织产生刺激，导致牙龈红肿、疼痛的症状进一步加重，不利于伤口恢复。影响种植成功率。

　◌ 术后多数患者会使用头孢类抗生素以预防伤口感染。而酒精会与头孢类药物产生反应，抑制酒精的代谢，使酒精在体内堆积，导致患者出现恶心、呕吐、头晕和幻觉等症状，严重时会休克，发生生命危险。

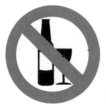

◉ 术后不能饮酒

8 种植一期手术后可以运动吗

术后短时间内不建议进行剧烈运动。因为剧烈运动可能会导致创口恢复不良,甚至可能引起创口出血和种植体脱落等。剧烈运动还会导致血压升高,可能导致术后创口出血增多,肿痛反应增大,甚至还可能引起缝线脱落造成创口开裂。何时能恢复剧烈运动需要根据个人的恢复情况来确定。一般来说,需要等待一段时间,让术区充分愈合,等待肿胀和疼痛逐渐消退。通常来说,恢复剧烈运动的时间在 7～10 天,但具体时间还需根据个人情况而定。如果恢复情况良好,可以适当提前;如果恢复情况不佳,则需要适当延后。

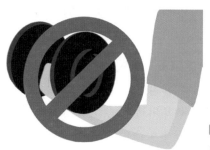

📷 术后短时间内不要剧烈运动

9 种植牙会对邻牙有影响吗

通常情况下,种植牙对邻牙不存在任何影响,反而有助于邻牙及对殆牙齿的正常使用。当牙齿缺失后,邻牙

失去一侧/双侧的支撑,随着时间的推移,会出现倾斜;对
殆牙也可能因为失去支撑而伸长。此外,口腔、颞下颌关
节的功能,甚至面部外形都可能受到影响。因此,当口腔
中牙齿缺失后,应该尽快去口腔门诊就诊,防止邻牙及对
殆牙出现问题。

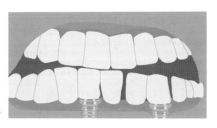

📷 修复缺牙区的种植牙

10 前牙区即刻种植、即刻修复的注意事项有哪些

前牙区即刻种植、即刻修复的注意事项主要包括以
下几点。

● 创口卫生:由于即刻
种植后软组织会有一定缺
损,容易积留食物导致术区
感染,因此要特别注意保持
创口的卫生,需要按照医生

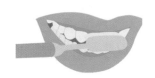

📷 维护口腔卫生

的建议进行口腔清洁,定期回诊复查,并要避免在种植区
咀嚼过硬食物等。

负重与牙冠保护：完成后不宜立即负重，即应避免用即刻修复的牙冠啃咬食物，以减少种植牙的负荷，有助于种植牙的稳固和长期效果。应在医生的指导下逐步恢复正常饮食，以避免对种植牙造成损害。

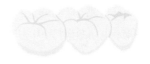
◉ 重视牙冠保护

定期复查与维护：应定期进行复查和维护，以确保种植牙的正常使用和长期稳定性。在复查中，医生会评估种植牙的状况，及时发现并处理可能出现的问题。

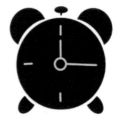
◉ 定期复查与维护

心理与生活方式调整：应保持良好的心理状态，避免因紧张、焦虑等因素对种植牙产生负面影响。同时，应保持良好的生活习惯，如戒烟、戒酒等，以维护口腔健康。

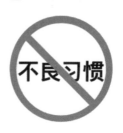
◉ 保持良好的生活习惯

11 种植一期手术后有哪些常见术后反应

肿胀是最常见的术后反应，通常发生于较为复杂的种植手术后,由于手术过程中血液和组织液渗透到周围组织中而产生,但术后肿胀反应与个人体质有关。

术后出血也较常见,通常在术后 2～3 天都可能会有少量血丝渗出。如果出现明显的活动性出血,建议及时去医院就诊。

术后发热也有可能发生于部分种植患者,在一些半口、全口种植术后较为常见,通常也为暂时性、应激性的,一般不用特殊处理,可在医生的指导下服用适量抗生素。

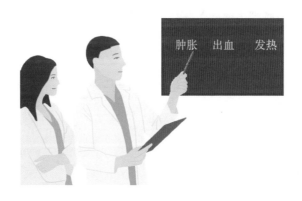

种植一期手术后,你需要了解

1 什么是种植二期手术

种植二期手术通常于种植一期手术完成后 3～6 个月进行,间隔时间与骨质条件、种植系统相关,可通过拍摄 X 线片检查种植体与骨结合的程度,以确保在种植二期手术时种植体已与牙槽骨完成骨结合。在此次手术过程中,种植医生会将已愈合的牙龈再次翻开,暴露种植体,然后于其上放上愈合基台并以螺丝固定,以此来进行牙龈塑形,优化牙龈的轮廓和外观,为种植三期修复做准备。

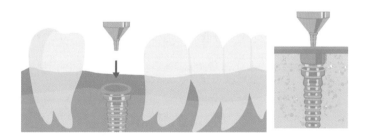

2 什么是种植三期

种植三期通常是指种植牙修复的最后一步,即牙冠修复过程。种植二期术后 2～3 周,待愈合基台周围软组织成型后,于种植三期拆除愈合基台,安装永久基台。

此时,种植体与牙槽骨已形成良好的骨结合,且牙龈的外形与轮廓的塑形也已完毕。经过该期治疗后,患者就可以拥有能发挥咀嚼功能的种植牙了。

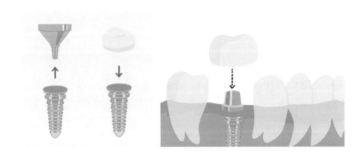

3 种植牙修复的印模

种植牙修复中,印模可将患者口内种植体的位置转移到印模材料内。加工厂利用印模灌制出石膏模型,从而复制出患者口腔内种植体与毗邻软硬组织的位置关系,为口外制作种植牙冠提供实物模型。目前常见的取模方法有两种,一种是利用传统且较为常用的硅橡胶或聚醚印模材料,另一种为口内扫描仪。口内扫描仪能够较为精准反映口腔内软硬组织的情况,但由于其价格昂贵,并未在临床中广泛使用。

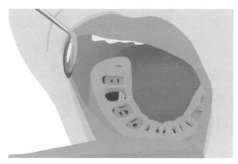

试托盘

4 取印模时应该注意什么

取印模时，应该放松，此时面部肌肉松弛，便于医生牵开口角。当印模材料放入口内后，如果觉得恶心不适，可以尝试用鼻吸气、口呼气的呼吸方式。如果严重影响呼吸应及时举手示意，以防窒息。如果知道自己的吞咽反射特别明显，即异物靠近喉咙时容易产生呕吐反应，可以提前告知医生。医生可以通过调整椅位，如坐位，以减少您发生吞咽反射的可能性。开始取模后，由于材料的流动性较大，容易流向咽部，若材料流向咽部，您可能会

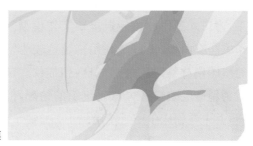

📷 取印模

感觉不适,若不是特别难以忍受,应尽量配合医生,保持不动,否则可能导致印模不够准确,而需要重新取印模。

5 为什么在上颌种植牙还要取下颌的印模

取印模是为了获取牙齿的精确形状和位置信息,为了牙齿的排列、咬合和整体的美观,需要同时获取上下颌牙列的印模。具体来说,上下颌牙列的模型可以帮助医生了解种植牙与邻牙的关系,以及牙齿的咬合状态,通过比较上下颌牙列的模型,可以评估牙齿的咬合是否平衡,以及种植牙的位置和高度是否合适,以此做出合适的种植牙冠。

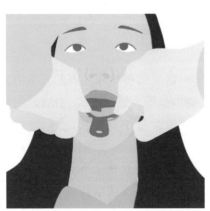

📷 取下颌印模

6 为什么要咬蜡片

取完上下颌牙列的印模后,医生还会让患者咬蜡片。咬蜡片的目的是记录口内牙尖相互交错的位置的关系或三维空间关系,从而精准地将咬合情况转移到殆架上。获取准确的口腔情况能减少种植三期中的椅旁操作时间。

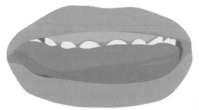

📷 咬蜡片记录咬合关系

7 种植牙的牙冠是怎么被安装到种植体上的

常见的种植牙牙冠的安装方式有两种,分别为螺丝固位和粘接固位,螺丝固位多见于后牙区,而粘接固位多见于前牙区。通常情况下两种方式下安装的牙冠都是十分牢固的,患者不可自行取下。如果种植牙牙冠松动、脱落,勿将牙冠丢弃,应妥善保存并及时与种植医生联系,医生检查、评估后将视具体情况选择将脱落的牙冠再次

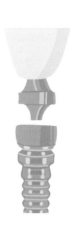

安装到种植体上或者重新取模制作。

8 戴上种植牙牙冠后,为什么会感觉不舒服

　　戴上种植牙牙冠后产生不舒服感受的原因常有以下两种。第一,牙冠刚戴入后,会感觉牙齿被挤到了,这是因为缺牙区的邻牙已经适应了缺牙的状态,突然由种植牙牙冠填满了这个空间,并且为了防止食物嵌塞,通常会紧密恢复种植牙牙冠与自然牙的邻接关系。多数患者在戴上种植牙牙冠后的 1～2 天会逐渐适应。第二,因为牙冠与牙龈还未达到最大程度的贴合,牙冠周围的软组织还未适应,通常 1～2 天后症状也会缓解。倘若戴上种植牙牙冠后 1 周内始终无法适应,应及时与种植医生联系。

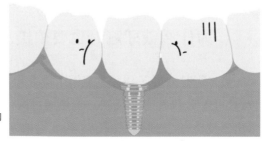

📷 被挤到的邻牙

9 戴牙冠时医生为什么会让我反复咬带颜色的纸条

这些带不同颜色的纸条又被称为咬合纸，是医生为了观察是否存在异常咬合高点的工具。当种植牙牙冠戴入后，医生会让患者不断进行咬合，一方面通过倾听患者的主观感受来判断咬合关系是否合适，另一方面借助带有颜色的咬合纸来直观反映咬合高点，通过调磨种植牙牙冠上的咬合高点，获取最合适的咬合关系。

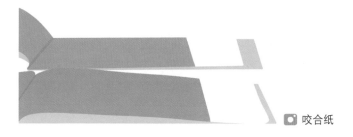

📷 咬合纸

10 为什么戴牙冠时也要拍摄 X 线片

戴牙冠时拍摄 X 线片主要用于检查牙冠是否完全就位，这可由 X 线片直观反映。若想通过医生肉眼观察或借用器械检查，很难确保到位。若牙冠未完全就位，后面将产生一系列问题，如牙冠的边缘会有缝隙，唾液可通过缝隙流入，随着时间的推移，粘接剂在唾液的作用下会逐

渐溶解,可能造成牙冠的脱落。同样,我们知道,口腔中
存在大量细菌,细菌也有可能在该缝隙处聚集,不断刺激
牙龈,导致局部牙龈发炎。一些细小的食物残渣也有可
能聚集于此,倘若清洁不到位,容易产生口腔异味等。

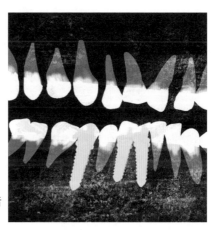

📷 戴上种植牙牙冠后
的 X 线片

关于种植修复后,您可能想了解

1 种植牙的正确使用方法

● 要坚持每天早、中、晚饭后各刷牙一次,要学会并掌握正确的刷牙方法,坚持饭后漱口,以保证口腔的清洁环境。可选用柔软、光滑、末端圆钝刷毛的牙刷,刷牙时力度应适宜,这样既可以清洁口腔污垢,又可以加强对种植牙的维护,减少对种植牙的刺激和伤害。

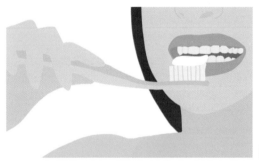

正确刷牙

● 对于牙缝的清洁也十分必要,可以选用牙线、牙间隙刷、冲牙器等口腔清洁工具,来清洁种植牙周围的结石、菌斑、软垢等。

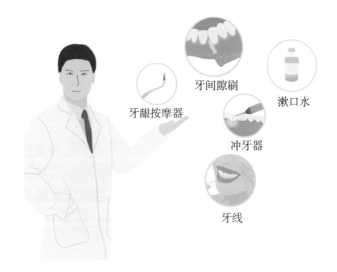

牙龈按摩器

牙间隙刷

漱口水

冲牙器

牙线

　　● 对于抽烟患者，最好戒烟。研究显示，吸烟会增加种植牙牙周相关的疾病，影响种植牙寿命。

　　● 一般情况下，正常咀嚼不会对种植牙有任何影响。不过，如果我们频繁咀嚼过硬或黏性过大的食物，将产生一定的影响。与天然牙的牙根周围有一层牙周膜能提供适当的缓冲不同，种植体周围没有牙周膜，缺乏保护性的压力感受器，频繁进食过硬的食物极有可能导致种植体

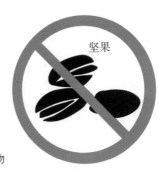

坚果

📷 不要频繁进食过硬的食物

折断等,因此在使用过程中尽量避免频繁进食过硬的食物,如坚果、蟹钳等。同样,应避免频繁进食黏性过大的食物,如年糕、奶糖等,可能导致种植牙牙冠发生松动或脱落。

　　● 定期复查与医疗护理:种植牙完成后的前几年,每年需定期到医院进行复查,及时清除常规刷牙去不掉的菌斑和结石,检查种植体是否存在松动等情况,当出现问题后可及时采取相应措施进行治疗,从而延长种植牙寿命。

2 种植牙会感染吗

　　虽然种植牙没有牙髓,不会发生牙髓炎,但如果清洁或使用不佳,也会出现种植体相关的炎症,如发生于种植牙牙冠附近的黏膜和种植体周围的牙槽骨的炎症。如为前者,炎症只涉及黏膜,通过做好口腔卫生,注意口腔健康,牙龈周围的炎症是可以恢复的。而若发展至牙槽骨,即牙槽骨已发生破坏和吸收,倘若不采取相关治疗措施,

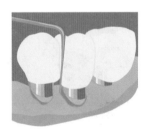
　种植体周围黏膜炎

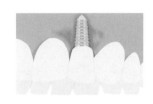
　种植体周围炎

极易造成种植体脱落。因此，在种植修复后，患者应注意保持口腔健康，养成良好的生活习惯，勤刷牙，少吃甜食。

3　别人能看出来我做了种植牙吗

随着材料学的发展，制作牙冠的材料不断改进。大多数情况下，种植牙的形态与天然牙极为相似，可以达到以假乱真的效果，因此旁人并不容易发现。种植牙的牙冠通常推荐全瓷牙，这些牙冠的色泽和天然牙非常接近，并且可以通过比色，选择和我们口腔中余留牙牙冠色泽基本一致的颜色。

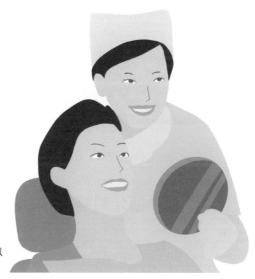

📷 与天然牙相似的种植牙

4 使用种植牙和天然牙的感觉一样吗

研究显示,使用种植牙和天然牙的感觉可能会有一些差异。当然,不同人的感觉有所不同。我们知道,在外观和功能上,种植牙与天然牙非常接近,但它们之间存在一些关键差异,如种植牙中没有神经,因此对于冷热刺激可能不如天然牙敏感;种植牙没有牙周膜,也无法像天然牙一样感知食物的软硬程度。不过,种植牙和天然牙一样耐磨,并且在一定程度上能维持的时间可能更长。

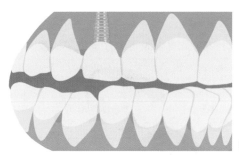

种植牙

5 为什么种植牙后吃饭时容易塞牙

塞牙是一种较为常见的现象。塞牙的形式有两种,一是垂直向食物嵌塞,多由于种植牙牙冠与邻牙接触不紧密或者咀嚼时咬合的力量分布不均匀,出现这种情况时,应及时与种植医生联系,可通过适当地调磨或在牙冠

上加瓷改善；二是水平向食物嵌塞，多由于牙龈萎缩，导
致牙齿与牙齿之间出现间隙，故进食时食物残渣容易集
聚于此，此时多需要自行清除嵌塞的食物，如使用牙线、
冲牙器、牙间隙刷等。

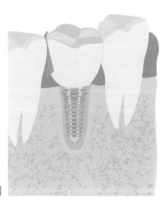

■ 食物嵌塞在牙齿之间

6 为什么种植牙也会松动或脱落

　　种植牙和我们的天然牙一样，都是有可能松动或者
脱落的。虽然种植体是被包埋在牙槽骨中的，具有较强
的固位力，但当种植体的骨结合失败、种植体间的螺丝
发生松动或折断、种植体与牙冠之间的基台折断、种植
体遭受过大的咬合力发生折断等时，种植牙就会松动或
脱落。

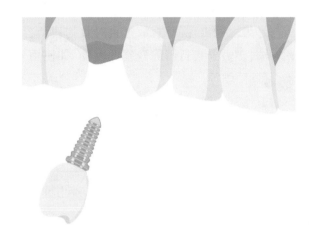

7 种植牙脱落后还能再种植牙吗

　　首先,要了解是种植牙牙冠脱落还是种植牙整体脱落。如果为前者,先由医生检查种植体有无异常,再根据牙冠脱落的原因,如固位的螺丝松动、粘接剂溶解,重新拧紧螺丝或重新粘接。如果是种植牙整体脱落,即种植体也脱落时,应及时联系种植医生,根据种植体脱落的原因及患者自身状况,待伤口愈合后择期再次评估,如骨量及全身状况良好则再次进行种植手术。通常,在处理完上一次种植体脱落的病因后,对后续种植无任何影响。如骨量严重不足或全身状况不允许,则考虑固定义齿或活动义齿修复。

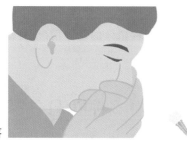

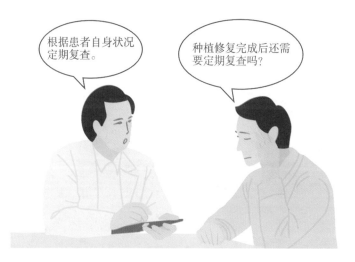

种植牙整体脱落

8　种植修复完成后还要定期去医院吗

　　当种植修复完成后,医生会根据每个患者的具体情况,要求不同的复查次数。通常情况下,种植修复完成后都需要定期复查,以确保种植牙的效果和患者的健康,通常需要在完成治疗后第 1、3、6 个月进行复查,之后每隔

根据患者自身状况定期复查。

种植修复完成后还需要定期复查吗?

半年或一年左右复查一次。复查时通常会检查组织的愈合情况、种植牙的使用情况、牙龈健康状况等方面。

9 为什么种植牙区域会有疼痛

首先要明确种植牙区域的疼痛位于种植牙还是邻牙。如果是位于邻牙，可能与邻牙发生牙髓炎或根尖周炎等有关，应及时去医院进行相关检查并治疗。如果邻牙发生慢性根尖周炎，倘若没能进行及时的处理，极有可能导致炎症波及种植体，从而导致其周围发生炎症。如果疼痛位于种植牙，同样也需要及时就医，对症处理。

如果种植牙牙冠为烤瓷牙，邻牙或者对𬌗牙有银汞充填材料或其他类型的金属材料时，可能在接触过程中产生微电流，从而导致疼痛。因此，如果口腔中有其他金属类修复体，应谨慎选择种植牙冠的材料。

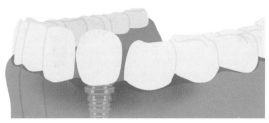

🔲 牙龈红肿

10　对刷种植牙的牙刷有什么特殊要求吗

刷种植牙和天然牙时，均建议选择小刷头的牙刷，刷毛应选用柔软或中等硬度的，刷柄应容易握持。选择小刷头是因为它便于清洁口腔内部的牙面，选择柔软或中等硬度的刷毛是因为它们不容易造成种植牙牙冠表面、天然牙表面受损或损伤牙龈。倘若患有牙周病，可以选择相对较长的刷毛，以便于清洁牙周袋内部的结石及软垢。

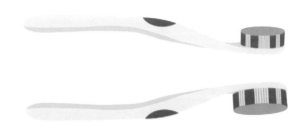

11　种植牙后还可以洗牙吗

种植牙后也可以洗牙。不过种植体周围的黏膜附着较为脆弱，并且种植体表面有特殊的处理，因此需要使用专用的木质、塑料或碳纤维等材料制作的洁治器械清洗种植体或基台周围的牙石。通常建议每隔 1 年左右定期洗牙。

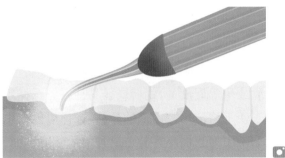

 洁牙

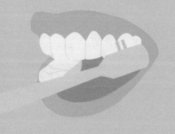

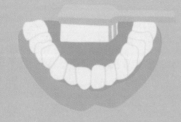

第 4 章

口腔卫生
维护

1 刷牙的正确方法

牙膏的使用量不宜太多：每次刷牙时，应挤出豌豆大小的牙膏，过多的牙膏会产生大量的泡沫，让人误以为已经刷了很久，从而过快结束刷牙。牙膏的使用量也不宜过少，会导致清洁效果不佳。

刷毛倾斜 45°：将刷头放在牙齿颈部，即牙龈与牙冠相接处，刷毛指向牙根，与牙体长轴呈 45°，轻微加压，使部分刷毛进入龈沟，刷牙时要温柔，不要太用力，也不要横着刷。

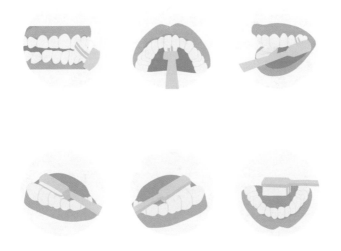

3-3-3 原则：每次刷 **3 分钟**牙齿，刷牙时间过短会无法彻底清除牙面的污垢和细菌。每天刷 **3 次**牙齿，

可以及时清除口腔中的细菌和食物残渣,保持口腔卫生。每3个月更换一次牙刷,在使用一段时间后,刷毛会变得粗糙,甚至出现弯曲、脱落的现象,此时应更换牙刷。

温水刷牙:冷水可能会导致牙齿敏感的人感觉牙齿酸痛,而且不利于牙膏内的有效物质发挥活性。

记得刷到牙齿的每一面:人们最常忽略下颌前牙,也就是俗称的下门牙的内表面,一定要确保每个面都清洁到位。

轻刷舌头:舌头上往往也有很多细菌停留,因此也需要清洁舌头。

冲洗牙刷:在使用牙刷后,应清洗干净再甩干,刷头应朝上放置,保持干燥,避免细菌滋生。

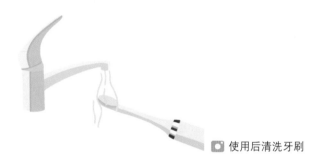

📷 使用后清洗牙刷

2 电动牙刷好还是普通牙刷好

其实电动牙刷和普通牙刷各有优缺点,具体选择哪种要看个人的需求和偏好。

（一）电动牙刷的优点

便捷性：使用电动牙刷时，只需将刷头放置在牙面上，无需手动快速振动牙刷，刷头就会自动完成局部的清洁。

清洁能力强：电动牙刷是利用超声波的振动来清洁牙齿，因其能提供较高的频率，清洁效率较高，还能破坏部分牙菌斑，从而改善牙齿健康。

舒适度好：电动牙刷不仅能起到清洁牙齿的效果，还有按摩效果，可以增加刷牙的舒适度。

（二）电动牙刷的缺点

电动牙刷也存在一些缺点。例如，电动牙刷对牙齿磨损更多；刷毛的选择性较少、较硬，不一定适合所有人，盲目使用会对牙齿造成损伤。目前，市场上的电动牙刷良莠不齐，购买电动牙刷时应选择正规的、具有足够清洁功能的。

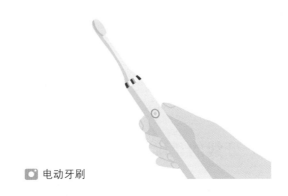

电动牙刷

（三）普通牙刷的优点

成本低：普通牙刷的价格通常为几元或几十元，相比于电动牙刷,便宜许多,可根据需求购买。

● 可以感知刷牙的程度,合理操作下能完全清理所有部位和缝隙。

● 可以有效控制力度和幅度。

(四)普通牙刷的缺点

刷牙时的力度无法有效控制在一定范围内。刷牙时间无法保障。

如果更注重安全性和成本效益,可以选择普通牙刷手动刷牙。无论选择哪种牙刷,都要注意正确的刷牙方法、定期更换牙刷/刷头,以保护牙齿和口腔健康。

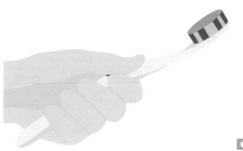

普通牙刷

3 牙线的正确使用方法

牙线能有效去除牙齿与牙齿相接触面的菌斑,能够防止牙齿邻接面的龋坏及牙周疾病的发生。正确的牙线使用方法如下。

取一段牙线,长度 20~40 厘米。确保牙线材质足够坚韧。

将牙线缠绕到两手食指或中指上,中间留出 1~2 厘米的牙线,以便于控制和操作。

用拇指和食指夹住牙线,保持一定的力度,使得牙线具有一定的弹性但又不会断裂。

使牙线紧贴牙面并绷紧牙线。这是为了确保牙线能够顺利地清洁邻面,而不会因为松弛而无法深入。

清洁邻面,使牙线贴着牙齿上下移动。逐一轻轻将牙线滑入每一个牙缝中,并在清洁后从下方拉出,重复上述动作直至清洁完毕。要注意不要用太大的力,以免伤到牙龈。

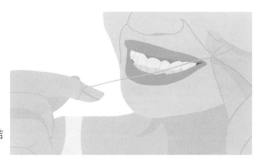

🔲 使用牙线清洁牙齿邻面

应控制放入牙线的力量,不要让牙线过度伸入牙龈与牙冠的间隙中。牙龈非常敏感,过度伸入可能会引起不适或疼痛。

清洁完毕后应漱口,以清除部分未随牙线带出的杂质。

4 牙间隙刷的正确使用方法

选择合适的牙间隙刷：在选择牙间隙刷时，应根据自己牙齿间隙的大小选择。一般来说，牙间隙刷的刷头应略小牙齿间隙，以便能够顺利插入。

清洁牙齿的间隙：使用牙间隙刷时，应将刷头轻轻插入牙缝中，并沿着牙缝轻轻上下滑动，清除牙齿间的食物残渣和牙菌斑。

注意使用力度：在使用牙间隙刷时，应避免过度用力，以免损伤牙龈和牙齿，轻轻滑动即可。

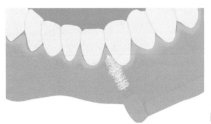

🔘 牙间隙刷清洁牙齿间隙

避免过度伸展：在使用牙间隙刷时，只需将刷头伸入牙缝中，勿使刷头伸入过深，否则会损伤牙龈等。

清洁牙间隙刷：使用完牙间隙刷后，可将其清洗干净，以便下次使用。可以使用牙间隙刷清洁器或清水冲洗来清洁牙间隙刷。

定期更换牙间隙刷：为了保持牙间隙刷的卫生和

效果,建议定期更换牙间隙刷。一般来说,每 2～3 个月
更换一次较为合适。

5　冲牙器的正确使用方法

　　在使用冲牙器之前,应先根据需要安装喷头。一般
来说,冲牙器都会配备多个喷头,以适应不同的口腔清洁
需求。在使用前,打开冲牙器的水箱,加入适量纯净水或
蒸馏水,避免水垢和细菌滋生。冲牙器一般有多种模式
可供选择,如轻柔、标准、强劲等。初次使用时,建议从轻
柔模式开始,逐渐适应后再调整至更强的模式。将喷头
对准牙齿和牙齿间隙,按下冲牙器的开关,开始清洁。使
用时应保持一定的角度和力度,以便更好地清洁牙齿和
牙齿间隙。为了保持口腔卫生和避免交叉感染,建议定
期更换喷头。一般来说,每 3～4 个月更换一次较为
合适。

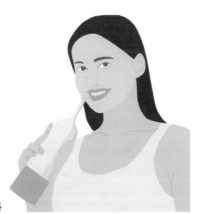

🔘 正确使用冲牙器

6 牙龈按摩器的正确使用方法

在使用牙龈按摩器之前,需确保口腔清洁,刷牙并使用牙线清洁牙缝,以去除食物残渣和牙菌斑,这将有助于提高按摩效果,并减少口腔细菌滋生的可能性。

选择合适的按摩头:牙龈按摩器通常配有多种按摩头,以适应不同口腔区域和按摩需求,通常有柔软、中等硬度或硬质按摩头可供选择。

确定按摩位置:一般来说,需要按摩的位置包括牙齿与牙龈交界处和牙周袋等区域。使用牙龈按摩器轻轻按摩这些区域可促进血液循环,缓解牙龈不适。

轻轻按摩:使用牙龈按摩器时,请务必轻轻按摩,过度用力或快速移动会对牙龈造成伤害。按摩过程应缓慢、稳定,使牙龈得到充分的放松。

定期使用:建议定期使用牙龈按摩器,可根据个人情况,每周使用 2～3 次,每次约 5～10 分钟。

注意清洁:每次使用后,需及时清洁牙龈按摩器,应仔细刷洗按摩器表面,确保清洁干净,以免滋生细菌。

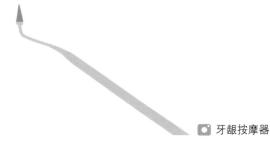

牙龈按摩器

后　记

亲爱的读者：

在本书的末尾，我想对您表示最深的感谢，感谢您选择与我们一起经历维护口腔健康和修复缺失牙的旅程，希望在您合上本书后，能更有底气地为辛苦"一生"下岗的恒牙选择合适的接班者。我们希望这本书不仅为您提供了实用的治疗相关的知识，还能帮助您更好地理解如何维护和改善您的口腔健康。

在书写本书的过程中，我深刻体会到口腔健康对全身健康的重要性，如口腔状况与糖尿病、心血管疾病和消化系统疾病等密切相关。此外，牙齿和口腔内其他组织的健康不仅关系到我们的饮食和说话，还影响着我们的自信和生活质量。

我还要感谢上海交通大学医学院附属第九人民医院的王凤、复旦大学附属闵行医院的吴春云、上海市闵行区牙病防治所的徐晓明、上海市静安区牙病防治所的李成和上海市奉贤区牙病防治所的姚威，没有他们的支持和帮助，这本书不可能顺利完成。其中，特别感谢复旦大学附属上海市第五人民医院和复旦大学附属中山医院的老师们，他们专业、无私的分享对本书的完成至关重要。

　　最后,亲爱的读者,牙齿缺失并不可怕,只要及时修复,依旧可以拥有正常的口腔功能。要记得,口腔健康的维护与每个人相关,做好口腔清洁、定期进行口腔检查,预防为主,治疗为辅,我们一定可以一直拥有健康、美丽的笑容。再次感谢您的阅读和支持!

宋　亮

2024 年 11 月

参考文献

［1］宿玉成. 口腔种植学［M］. 2 版. 北京：人民卫生出版社，2014.

［2］刘宝林. 口腔种植学［M］. 2 版. 北京：人民卫生出版社，2024.

［3］宫苹. 口腔种植学［M］. 北京：人民卫生出版社，2021.

［4］周永胜. 口腔修复学［M］. 3 版. 北京：北京大学医学出版社，2020.

［5］高玉琴. 口腔修复学［M］. 8 版. 沈阳：辽宁科学技术出版社，2022.

［6］米施. 现代口腔种植学［M］. 李德华，译. 北京：人民军医出版社，2015.

［7］米施. 口腔种植修复学：下卷［M］. 陈钢，马攀，朱一博，等译. 南京：江苏凤凰科学技术出版社，2017.

［8］张挺琳，丹妮拉•奥雷利亚纳，约翰•比莫三世. 可摘局部义齿原理与技术［M］. 白石柱，译. 沈阳：辽宁科学技术出版社，2023.

［9］史蒂芬•罗森史迪尔，马丁•兰德，滕本顺平. 当代口腔固定修复学［M］. 5 版. 骆小平，孟翔峰，译. 南京：江苏凤凰科学技术出版社，2018.

［10］瑞恩. 全口义齿教科书［M］. 冯海兰，译. 北京：人民卫生出版社，2011.